AF586042

ATLAS

D'OPHTHALMOSCOPIE

ET

D'OPTOMÉTRIE

Paris. — Imprimerie de E. Martinet, rue Mignon, 2.

ATLAS
D'OPHTHALMOSCOPIE
ET
D'OPTOMÉTRIE

PAR

M. MAURICE PERRIN

MÉDECIN PRINCIPAL D'ARMÉE

PROFESSEUR DE MÉDECINE OPÉRATOIRE
ET DIRECTEUR DES CONFÉRENCES D'OPHTHALMOSCOPIE ET D'OPTOMÉTRIE
A L'ÉCOLE IMPÉRIALE DU VAL-DE-GRACE

MEMBRE DE LA SOCIÉTÉ DE CHIRURGIE
LAURÉAT DE L'INSTITUT (PRIX MONTHYON DE 1860), ETC.

COMPOSÉ

DE 24 PLANCHES EN CHROMOLITHOGRAPHIE

Comprenant 124 Figures dessinées d'après nature

ET D'UNE ÉCHELLE TYPOGRAPHIQUE

DISPOSÉE EN 17 TABLEAUX

Avec un volume de texte grand in-8°

PARIS
VICTOR MASSON ET FILS
PLACE DE L'ÉCOLE-DE-MÉDECINE

PLANCHE I

Figure 1.

Œil glaucomateux vu à l'éclairage oblique. — Altération profonde de l'iris. — Synéchie antérieure complète. — Cataracte glaucomateuse. — Cercle vasculaire péri-kératique. — Abolition complète de la vision. — Dureté et atrophie légère du globe. — Anesthésie de la cornée.

Fig. 2.

Cataracte corticale en voie de développement. — Les stries grises, disposées sous la forme de rayons plus ou moins réguliers dans le champ bleu foncé de la pupille, représentent les opacités vues à l'éclairage oblique. — Du côté gauche de la pupille, léger reflet dû à l'éclairage.

Fig. 3.

Leucôme central et profond de la cornée. — Un certain nombre de gros vaisseaux variqueux se rendent à la production pathologique.

Fig. 4.

Suite éloignée et rare d'irido-choroïdite ancienne. — L'iris est profondément désorganisé dans une zone intermédiaire entre sa grande et sa petite circonférence. — Cette zone a l'aspect d'une bande blanchâtre qui partage en deux l'étendue de la membrane. — La pupille très-étroite, immobilisée par des synéchies postérieures, est couverte par une cataracte.

Fig. 5.

Synéchies postérieures. — Exsudations légères colorées par l'uvée et déposées circulairement sur la cristalloïde antérieure pendant le cours d'une iritis rhumatismale.

Fig. 6.

Cataracte corticale antérieure au début. — L'altération est représentée par trois aiguilles blanches périphériques. Chez ce sujet, le fond de l'œil a une teinte beaucoup moins foncée qu'à l'état normal : il est cendré, bleuâtre, ce qui doit tenir à une diminution dans la transparence du cristallin et aussi à une pigmentation peu riche de la choroïde. Le disque jaune et brillant situé à droite représente le reflet du cône lumineux.

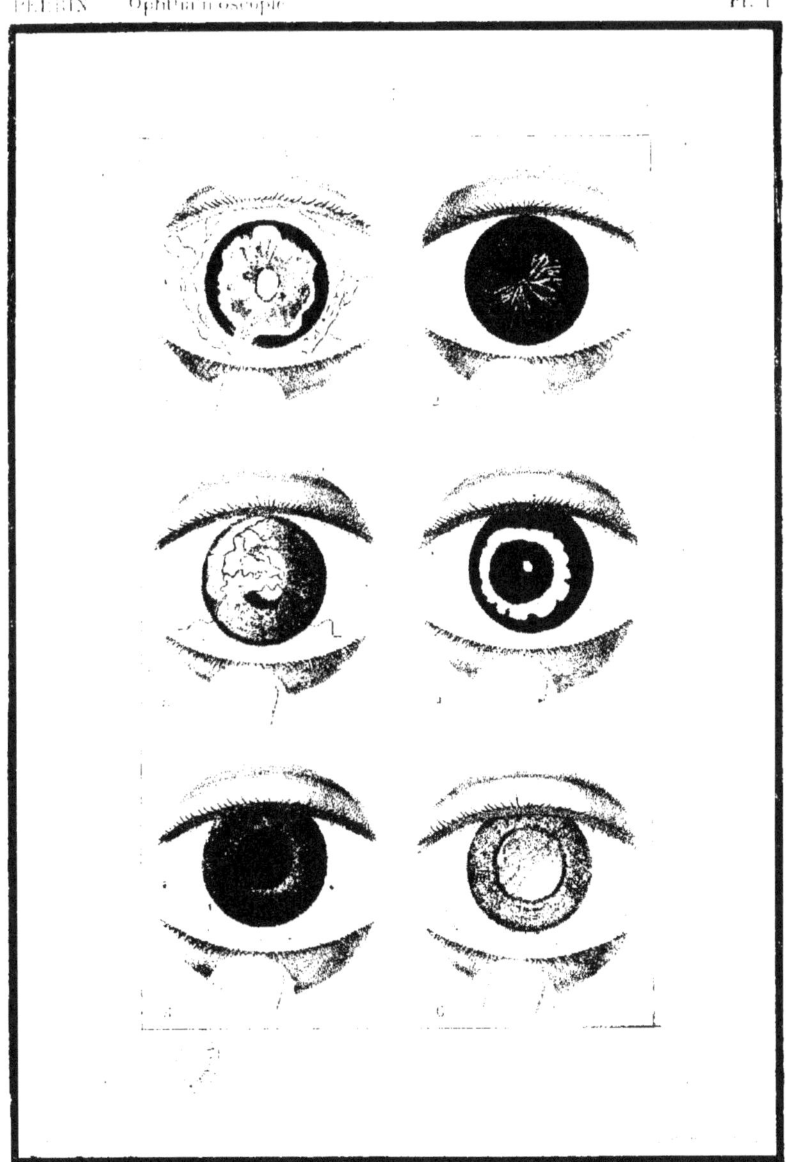

APPLICATIONS DE L'ÉCLAIRAGE OBLIQUE

PLANCHE II

Figure 1.

Cataracte stratifiée postérieure. Elle est représentée par un réticule de stries grisâtres entre lesquelles se trouvent un grand nombre d'opacités punctiformes extrêmement petites. L'espace bleu foncé, dû au fond de l'œil, et qui sépare le siége des opacités du bord de la pupille, marque le degré de profondeur auquel se trouve l'altération.

Fig. 2.

Décollement traumatique de l'iris. — Exsudation épaisse dans le champ pupillaire. — — Cataracte consécutive. — La surface ardoisée située sur le sclérotique correspond au point par lequel a pénétré le corps vulnérant ; — elle rappelle l'aspect le plus habituel des places pénétrantes de la sclérotique.

Fig. 3.

Cataracte disséminée punctiforme, limitée aux couches corticales antérieures. — La lésion est indiquée par une foule de petits grains grisâtres, disséminés dans le champ de la pupille. — Une strie sinueuse et peu apparente passe au milieu d'eux. Ces opacités sont vues sur le fond bleu sombre de l'œil, qui paraît jaune brillant au niveau du point touché par le sommet du cône lumineux éclairant.

Fig. 4.

Cataracte nucléaire en voie de développement : elle est représentée par une masse grisâtre située au centre de la pupille et entourée d'une zone bleue indiquant que les couches corticales sont encore transparentes. Il n'y a d'exception que pour la partie supérieure de la région équatoriale qui commence à être envahie.

Fig. 5.

Cataracte molle dont le volume considérable est accusé par la projection de l'iris en avant et l'existence d'un petit liséré noir que forme l'uvée au pourtour de la pupille.

Fig. 6.

Cataracte mixte : le noyau vu à travers des couches corticales opacifiées se révèle par un reflet jaunâtre dont l'étendue est en rapport avec l'étendue même du noyau.

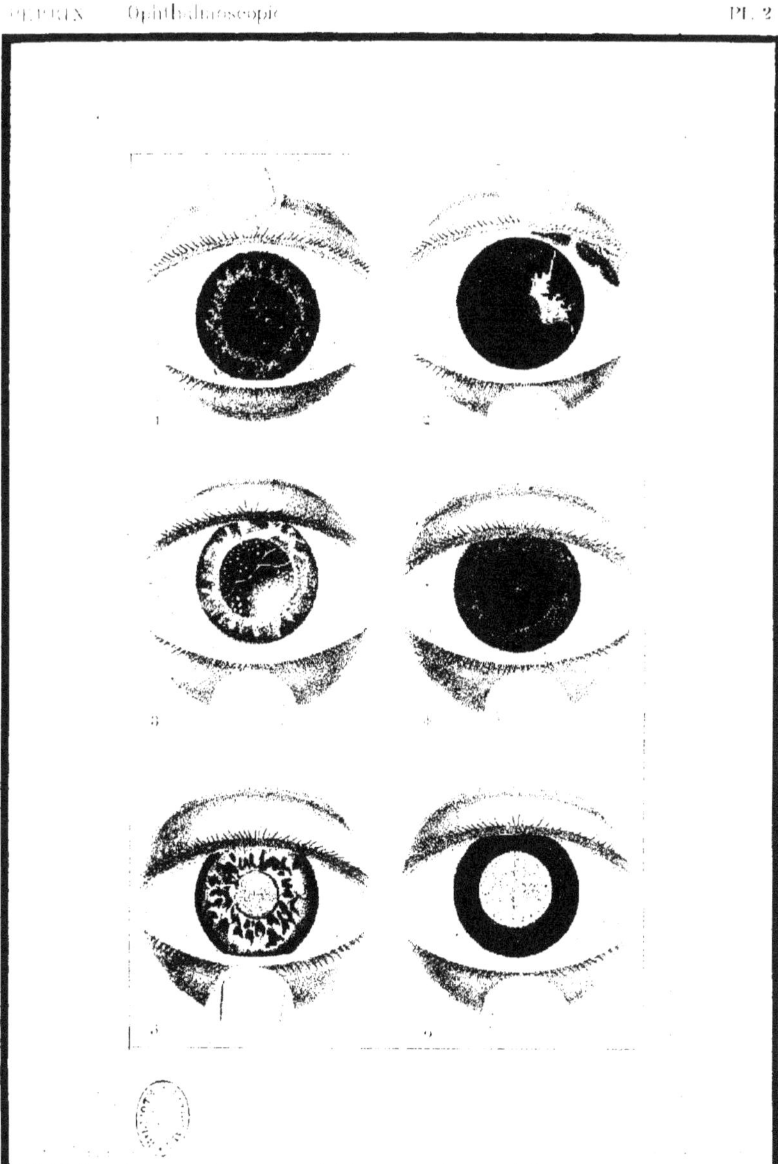

APPLICATIONS DE L'ÉCLAIRAGE OBLIQUE

PLANCHE III

Figure 1.

Synchysis étincelant. Le champ de la pupille éclairé au miroir est rempli de petites masses blanches, brillantes et mobiles. On y remarque également, surtout dans sa moitié inférieure, un assez grand nombre de petits corps flottants.

Fig. 2.

Décollement de la rétine. — Corps flottants. La membrane nerveuse se présente sous l'aspect d'un voile grisâtre légèrement transparent et auquel adhère un volumineux corps flottant. D'autres corps mobiles se voient dans le champ libre de la pupille.

Fig. 3.

Cataracte mixte en voie de développement. — L'opacité nucléaire se traduit par une masse sombre plus épaisse au centre que sur ses bords. Grâce à un retrait inflammatoire très-considérable de l'iris, qui équivaut à une véritable aniridie, on découvre l'équateur de la lentille qui est occupé par un disque grisâtre dû à des opacités corticales. Il en est de même de la surface moins sombre qui va de la périphérie vers le noyau.

Fig. 4.

Cataracte corticale en voie de développement. — Aspect au réflecteur de l'œil représenté dans la figure 2 de la planche I.

Fig. 5.

Cataracte secondaire. — Corps flottants chez un ancien opéré de cataracte par abaissement. La cristalloïde opacifiée apparaît sous l'aspect d'un réseau grisâtre. Le centre de la pupille débarrassée par la discision laisse voir au réflecteur une image droite et grandie d'une partie de la papille et d'un vaisseau rétinien.

Fig. 6.

Œil normal de vieillard vu au miroir. L'étroitesse physiologique de la pupille, la diminution de la transparence des milieux a considérablement diminué l'éclat du fond de l'œil, qui paraît sombre et presque obscur.

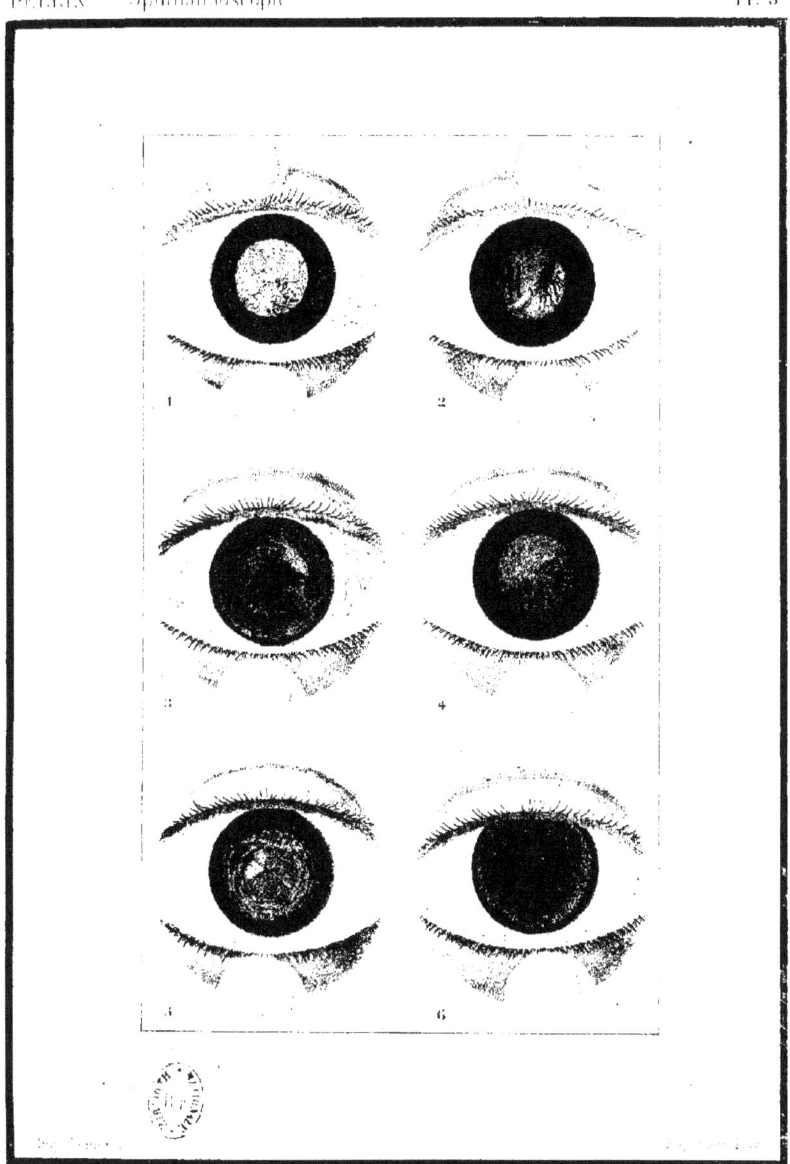

APPLICATIONS DE L'ÉCLAIRAGE AU MIROIR

PLANCHE IV

Figure 1.

Spectre muco-lacrymal

Fig. 2.

Spectre perlé.

Fig. 3.

Image de polyopie monoculaire fournie par un œil emmétrope armé d'un verre sphérique — 4 et visant une bougie située à la distance de quatre mètres.

Fig. 4.

Aspect de l'image ophthalmoscopique obtenue par l'éloignement exagéré de la lentille biconvexe. Le fond de l'œil est éclairé sur une très-petite surface : l'image qu'il fournit est nette mais très-petite. L'iris placé sur un plan antérieur paraît également éclairé, ce qui, par un effet de perspective, éloigne considérablement l'image du fond de l'œil.

Fig. 5.

Modification apportée à la même image en rapprochant la lentille de la situation qui donne le meilleur éclairement. Les dimensions considérables de la papille sont dues à ce que la lentille employée est d'un plus long foyer que dans le cas précédent.

Fig. 6.

Aspect au miroir d'un décollement ancien. La rétine est soulevée par un liquide assez transparent pour laisser voir la couleur rouge de la choroïde. On ne distingue qu'un réseau grisâtre, délicat, limité par un bord un peu plus large et de même couleur. Ce réseau est produit par la surface ridée de la rétine qui, en raison de la transparence relative des parties, n'apparaît avec le reflet gris bleu cendré qui lui est habituel que sous certaines incidences. Le moindre mouvement du globe imprime à toutes ces petites stries des oscillations très-faciles à constater.

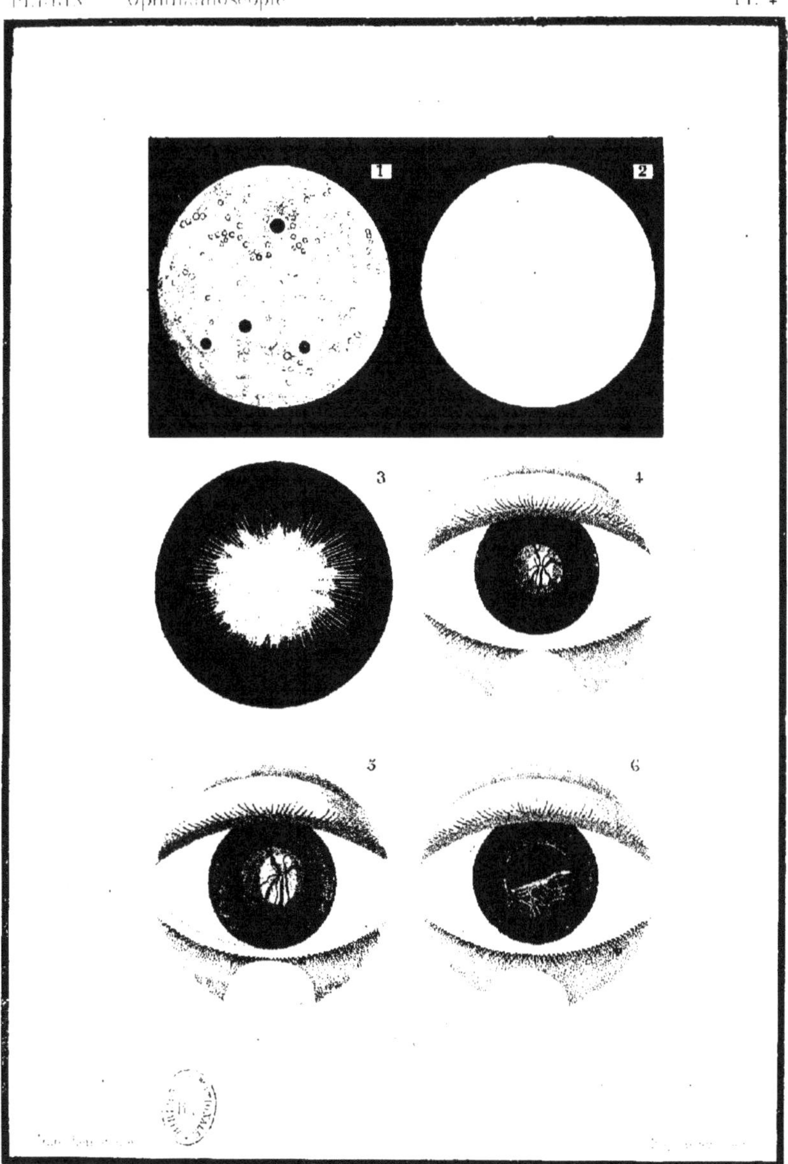

SPECTRES OCULAIRES

Influence exercée sur l'image ophthalmoscopique par un mauvais éclairage

PLANCHE V

Figure 1.

Œil normal de jeune homme (16 ans), vu au miroir. — Pupille non dilatée.

Fig. 2.

Œil atteint d'un très-léger degré d'hypermétropie. — Le champ de la pupille partagé en deux zones est inégalement coloré : l'une presque blanche correspond à l'image démesurément grande et diffuse de la pupille ; l'autre, à la portion en vue de la choroïde.

Fig. 3.

Œil emmétrope soumis à l'atropine et examiné au miroir à une distance de quelques centimètres. On voit l'image droite et peu nette de la papille et de deux vaisseaux rétiniens.

Fig. 4.

Œil hypermétrope vu au miroir à une distance de 30 centimètres (hypermétropie manifeste $\frac{1}{8}$). On obtient une image droite, plus nette, un peu moins grande que dans l'exemple précédent, de la papille et des vaisseaux rétiniens.

Fig. 5.

Œil opéré de cataracte examiné au miroir. Dans ce cas l'hypermétropie étant au plus haut degré, l'image droite est beaucoup plus petite.

Fig. 6.

Œil myope $\left(\text{myopie} = \frac{1}{4}\right)$ examiné au miroir. On obtient à une distance de 30 centimètres une image renversée de la papille et des vaisseaux. En se rapprochant davantage l'image disparait.

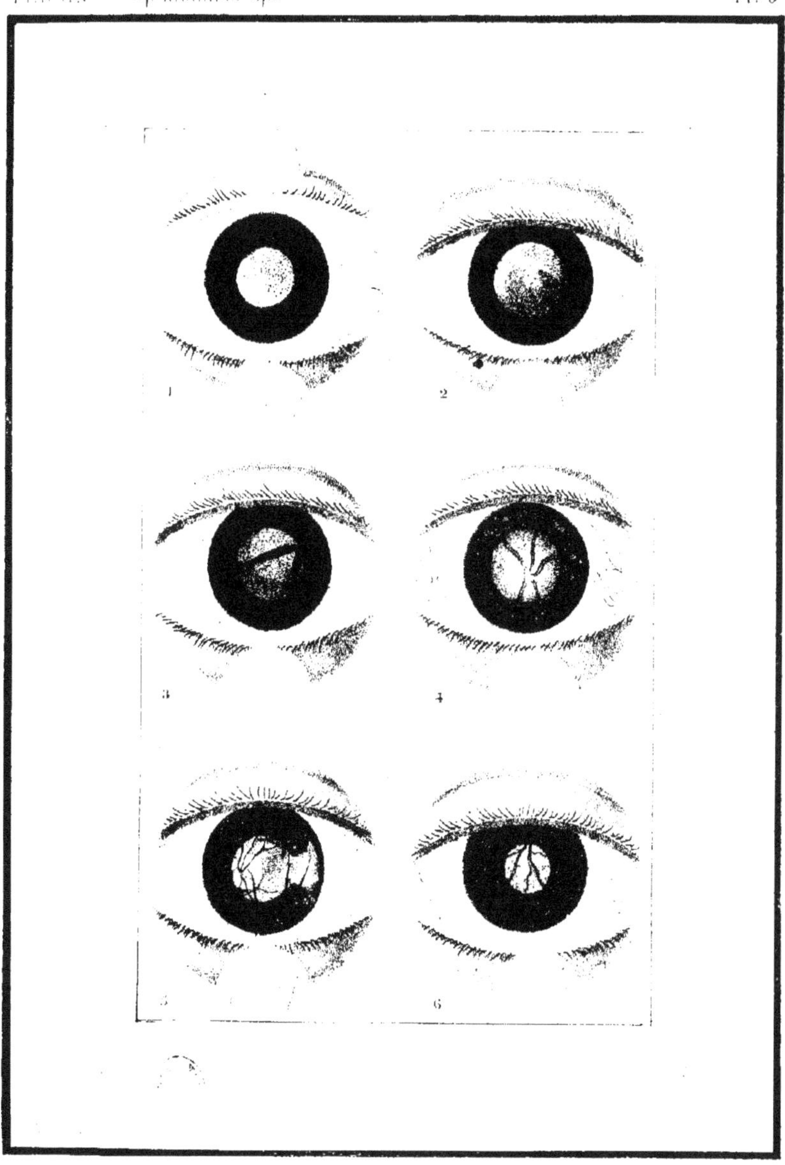

APPLICATIONS DU MIROIR AU DIAGNOSTIC
DES ÉTATS AMÉTROPIQUES DE L'ŒIL

PLANCHE VI

Figure 1.

Œil physiologique d'un sujet de 23 ans, à peau noire mais de race caucasique. — L'état de la pigmentation choroïdienne a changé considérablement l'aspect du fond de l'œil. L'image a une teinte grise à travers laquelle se laisse à peine deviner la couleur rouge habituelle de la choroïde. Sur ce fond gris-perle, la rétine projette des reflets chatoyants que le pinceau a plutôt indiqués que rendus.

Fig. 2.

Œil physiologique de vieillard (70 ans). — La choroïde, très-fortement pigmentée, donne à l'image un ton orange sombre qui s'écarte notablement de la couleur habituelle. Papille maigre décolorée. — Vaisseaux rétiniens rabougris.

Fig. 3.

Œil physiologique sur lequel sont projetées les deux images du miroir fournies par la lentille biconvexe pendant l'examen par l'image renversée. On peut voir sur cette figure par quels caractères elles se distinguent de la papille.

Fig. 4.

Œil physiologique de jeune homme (17 ans). — La choroïde richement pigmentée donne une image encore sombre, mais beaucoup moins que la précédente ; elle est remarquable par l'aspect et la largeur de l'anneau choroïdien qui entoure les deux tiers de la papille d'une bande pigmentaire noire. La papille légèrement allongée dans le sens vertical est très-riche en fibres nerveuses : la couche qu'elles forment est assez épaisse pour couvrir entièrement la lame criblée que l'on ne voit pas du tout, et pour exagérer la saillie de la papille optique, ce dont on peut juger par l'inflexion de la plupart des vaisseaux rétiniens au point où ils descendent sur la rétine.

Fig. 5.

Œil physiologique de vieillard. — Cette image représente l'aspect du fond de l'œil que l'on rencontre le plus souvent à un âge avancé ; la papille est décolorée, la lame criblée, profonde, le limbe sclérotical, large, très-apparent, la couche des fibres, étroite, plus riche en tissu conjonctif qu'en fibres nerveuses, comme l'indique la teinte grise ardoisée substituée à la teinte grise pénétrée de rouge ou de jaune qui caractérise habituellement la papille. Le stroma choroïdien a conservé tout son pigment ; mais les cellules de la couche épithéliale sont rares, ce qui met à découvert les éléments de la choroïde et lui donne l'aspect d'une surface rouge mouchetée de noir. On peut remarquer aussi combien sont grêles les vaisseaux rétiniens.

Fig. 6.

Œil physiologique d'un jeune homme blond. — La choroïde est d'un ton plus clair que d'habitude, ce qui tient à l'état de sa pigmentation. En comparant entre elles les figures 1, 2, 4, 5 et 6, on peut juger combien la pigmentation de la choroïde modifie l'aspect de cette membrane au miroir. La papille présente un modelé qui aide à reconnaître facilement les trois zones dont elle se compose ; au centre une tache blanche, située au point d'émergence des vaisseaux, est fournie par la lame criblée ; à la périphérie, une ligne claire due au limbe sclérotical ; et enfin entre les deux une zone d'un gris rougeâtre qui correspond à la couche des fibres nerveuses.

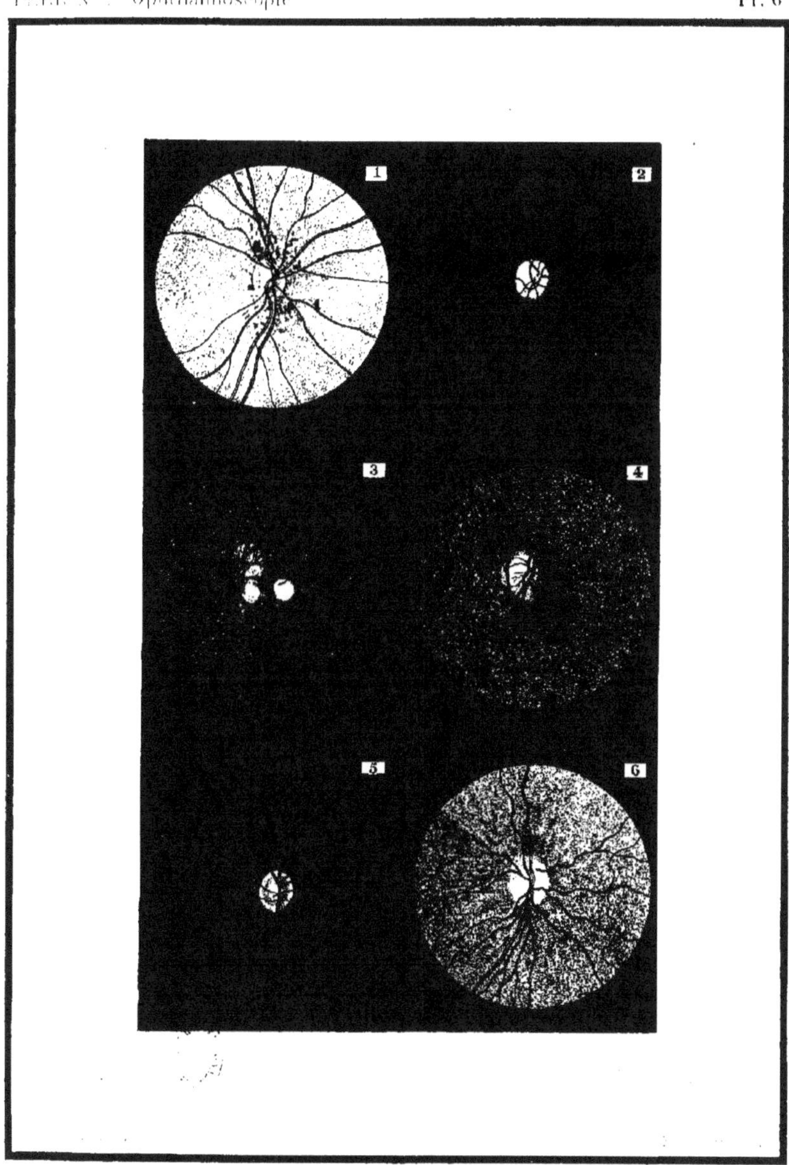

VARIÉTÉS PHYSIOLOGIQUES

PLANCHE VII

Figure 1.

Œil normal richement pigmenté. — Le ton général est sombre; l'anneau choroïdien, estompé en brun foncé et la tache jaune très-apparente. Cette dernière est entourée d'une zone brune, au centre de laquelle figure un petit disque rouge foncé, qui entoure un point blanc correspondant à la fossette naviculaire. L'ensemble de l'image représente un beau type d'œil jeune et brun.

Fig. 2.

Œil physiologique peu pigmenté. — Le ton général est beaucoup plus clair que dans l'image précédente ; le défaut de pigment de la couche épithéliale et du stroma met à découvert un élégant réseau choroïdien, visible jusque dans ses dernières ramifications. La papille est remarquable par sa teinte grise.

Fig. 3.

Œil physiologique. — La choroïde présente un certain nombre d'espaces intervasculaires très-sombres et de nature à simuler un état pathologique. Les dépôts pigmentaires figurés le long des vaisseaux sur la papille sont une erreur de la chromolithographie.

Fig. 4.

Œil normal vu à un fort grossissement (image droite). — On reconnait facilement les trois zones concentriques dont se compose la papille. Au centre, un espace clair finement ponctué en gris, ce qui lui donne une certaine ressemblance avec la coupe d'un jonc, et présentant à son bord externe le point d'émergence des vaisssaux; c'est la lame criblée. A son pourtour une zone d'un gris rougeâtre : c'est la couche des fibres nerveuses qui paraissent, dans ce cas particulier, former une couche également épaisse dans toutes les directions; enfin, en dehors de cette dernière, une ligne assez claire représentant l'anneau sclérotical. L'anneau choroïdien fortement pigmenté est marqué par un croissant noir vivement accusé dans le tissu de la choroïde. Le grossissement employé met en relief les caractères distinctifs des vaisseaux. Les artères sont moins grosses, plus pâles, figurées par un centre clair et un double contour plus sombre; les veines, plus grosses, plus sombres et d'une teinte uniforme. Cette image, très-scrupuleusement reproduite, démontre également que les rapports entre les deux ordres de vaisseaux sont variables, puisque en certains points l'artère couvre la veine, et en d'autres, est recouverte par elle.

Fig. 5.

Œil physiologique. — La papille est remarquable par la largeur de la lame criblée, et surtout par l'existence d'une masse pigmentaire assez volumineuse, isolée et siégeant à proximité d'un vaisseau. En raison de l'origine de ces sortes de production, tout porte à croire qu'elle représente, soit un développement anormal de pigment dans la rétine, soit le produit d'une apoplexie miliaire de la papille ou du nerf optique, assez peu considérable pour occasionner des troubles fonctionnels, puisque la vision est normale.

Fig. 6.

Œil normal dessiné chez un jeune homme atteint de choléra confirmé. — La papille est de couleur lie de vin. Les artères sont filiformes, à peine perceptibles; les veines volumineuses et comme étranglées au niveau du limbe sclérotical : sur la papille elles paraissent effilées, ce qui est dû à ce que le tissu de la papille est légèrement infiltré et partant moins transparent. Les vaisseaux choroïdiens sont très-pâles; ils donnent au fond de l'image une teinte lilas sur laquelle sont accusés fortement en bleu foncé les espaces intervasculaires.

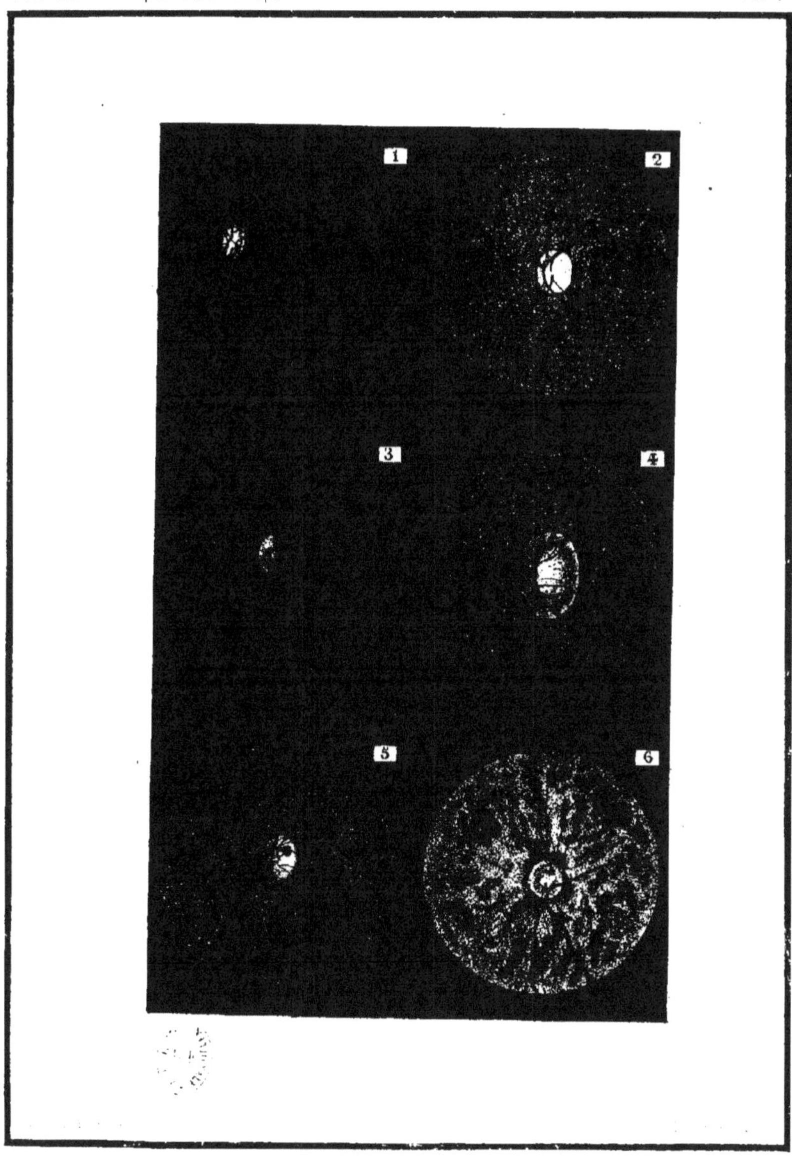

VARIÉTÉS PHYSIOLOGIQUES

PLANCHE VIII

Figure 1.

Œil physiologique d'un sujet de 50 ans. — Remarquable par l'épaisseur de la couche des fibres et par la largeur et la profondeur de l'excavation physiologique. On voit distinctement la disposition ponctuée de la lame criblée et l'inflexion en crochets des vaisseaux au bord de l'excavation. Large tache pigmentaire physiologique au niveau de l'anneau choroïdien; sur la figure elle est plus noire que nature.

Fig. 2.

Œil physiologique chez un jeune homme. — Remarquable par l'étendue de l'excavation physiologique; au fond de celle-ci on voit un tronçon de vaisseau coloré en rose qui paraît sans rapport de continuité avec les principaux troncs. Ceux-ci ont l'air de se terminer brusquement en crochets au pourtour de l'excavation. Cette disposition des vaisseaux pourrait faire croire à une excavation pathologique, mais elle en diffère par la persistance de la couche des fibres que l'on reconnaît à la zone rougeâtre qui l'entoure, marquée par la zone rougeâtre qui entoure l'excavation.

Fig. 3.

Œil physiologique de vieillard (71 ans). — La papille est maigre, décolorée; la lame criblée, large; le limbe sclérotical fortement accusé, ce qui indique que la couche des fibres est peu épaisse et l'anneau choroïdien dépigmenté. On remarque au pourtour de la papille une zone d'atrophie choroïdienne, et sur le champ choroïdien un certain nombre d'espaces intervasculaires très-prononcés.

Fig. 4

Œil physiologique de jeune homme. — Remarquable par l'étendue et la profondeur de l'excavation physiologique. Comme dans la figure 2, la disposition des vaisseaux qui sont très-nombreux rappelle celle que l'on observe dans l'excavation pathologique. Mais la présence de la couche des fibres empêche la confusion. Acuité visuelle supérieure à l'unité.

Fig. 5.

Œil physiologique d'un jeune homme de 15 ans. — Remarquable par la richesse du réseau rétinien; par la disposition flexueuse des vaisseaux, surtout au niveau de la papille; par la différence de coloration des veines et des artères; enfin, par l'abondance du pigment dans l'anneau choroïdien qui entoure la papille d'un cercle noir presque complet.

Fig. 6.

Œil physiologique (sujet de 25 ans). — Remarquable par la disposition des veines qui sont gorgées et flexueuses. L'une d'elles située en bas paraît affecter une disposition en tire-bouchons. Cet aspect est dû à des inflexuosités du vaisseau dans le sens antéro-postérieur, qui rendent l'éclairement inégal sur ses diverses parties.

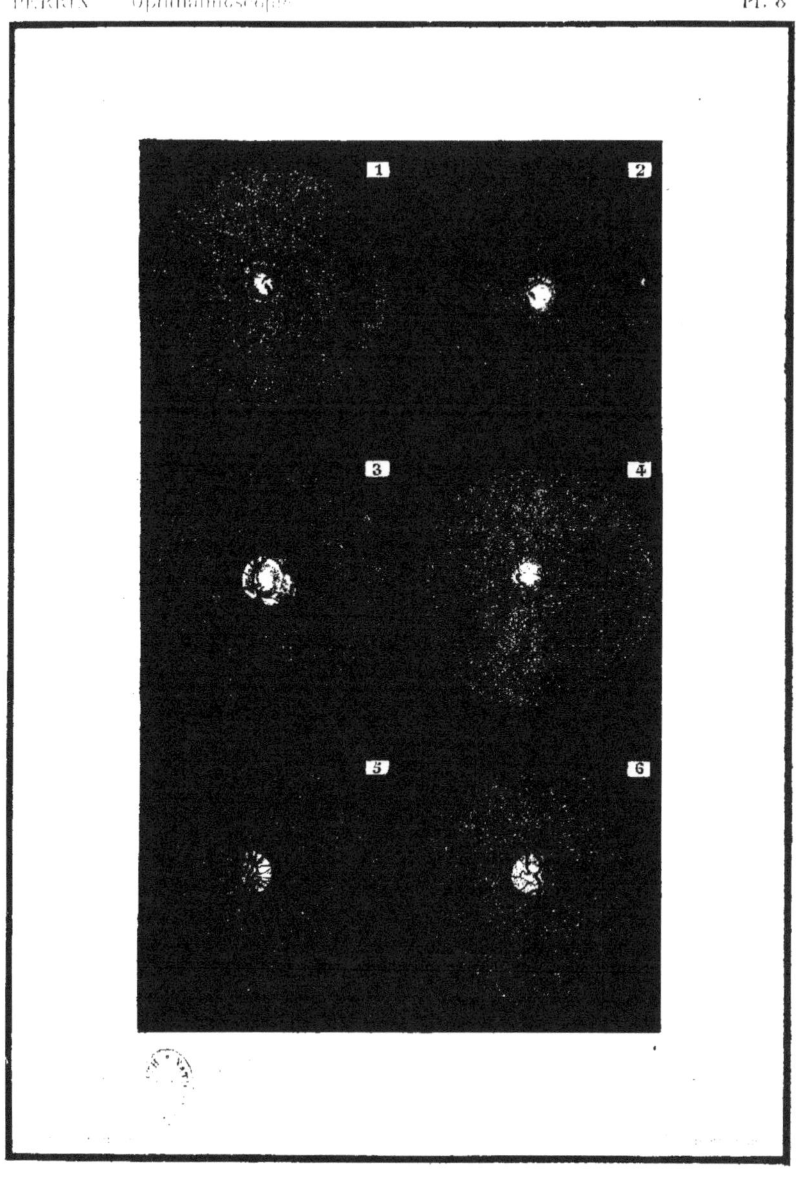

VARIÉTÉS PHYSIOLOGIQUES

PLANCHE IX

Figure 1.

Œil de vieillard (64 ans). — La papille a la teinte grise sénile; elle est assez largement excavée. A son pourtour on observe une zone d'atrophie qui simule un staphylôme postérieur au deuxième degré. On peut remarquer pourtant qu'au niveau de l'atrophie subsistent encore un assez grand nombre de petits vaisseaux choroïdiens, ce qui donne à la partie malade un aspect moins blanc, moins nacré que le staphylôme. Acuité visuelle $= \frac{1}{2}$.

Fig. 2.

Œil physiologique atteint d'astigmatisme. — La papille remarquable par sa teinte jaune uniforme est allongée dans le sens vertical (image renversée). Les veines sont volumineuses et d'une coloration foncée. — Espaces intervasculaires très-apparents.

Fig. 3.

Staphylôme postérieur irrégulier, développé en quelques mois chez un vieillard de 71 ans, et sans cause appréciable. — Jusqu'alors la vue avait été normale : aujourd'hui elle est atteinte d'une myopie $\frac{1}{7}$. La plaque d'atrophie est irrégulière dans sa forme, puisqu'elle a son plus grand développement en haut; dans sa couleur qui est terne, ce qu'il faut attribuer à la persistance de certains éléments de la choroïde. La papille est exactement ronde, de couleur lie de vin; on n'y observe ni excavation pathologique, ni commencement de glaucôme. Ce staphylôme figure dans cette planche pour montrer à quel point l'atrophie ectasique ressemble à l'atrophie péri-papillaire sénile non staphylômateuse.

Fig. 4.

Œil physiologique d'un jeune homme atteint d'astigmatisme. — La papille d'un rouge vif est allongée transversalement. Tout le fond de l'œil de nuance sombre fait voir partout le réseau des veines choroïdiennes circonscrivant des espaces intervasculaires richement pigmentés.

Fig. 5.

Œil physiologique d'un vieillard de 74 ans. — Papille d'apparence sénile entourée d'une zone d'atrophie péri-papillaire affectant la disposition et le siége d'un staphylôme postérieur au deuxième degré. Presbytie $= \frac{1}{41}$. Limite éloignée de la vision distincte $= \infty$. Acuité visuelle $= \frac{1}{2}$.

Fig. 6.

Œil physiologique d'une jeune fille. — L'aspect de la papille paraît d'un rouge vif uniforme, très-peu différent du ton de la choroïde, ce qui fait qu'elle s'en distingue à peine. L'anneau choroïdien est peu pigmenté, il entoure la papille d'un cercle blanchâtre qui aide à la reconnaître et à la limiter. Les vaisseaux sont remarquables par leur direction rayonnée; l'un d'eux naît au niveau de l'anneau sclérotical. Le peu de netteté de la papille et des vaisseaux vers leur émergence indique un léger degré d'infiltration dans la rétine. État tout à fait physiologique, car l'acuité visuelle est normale.

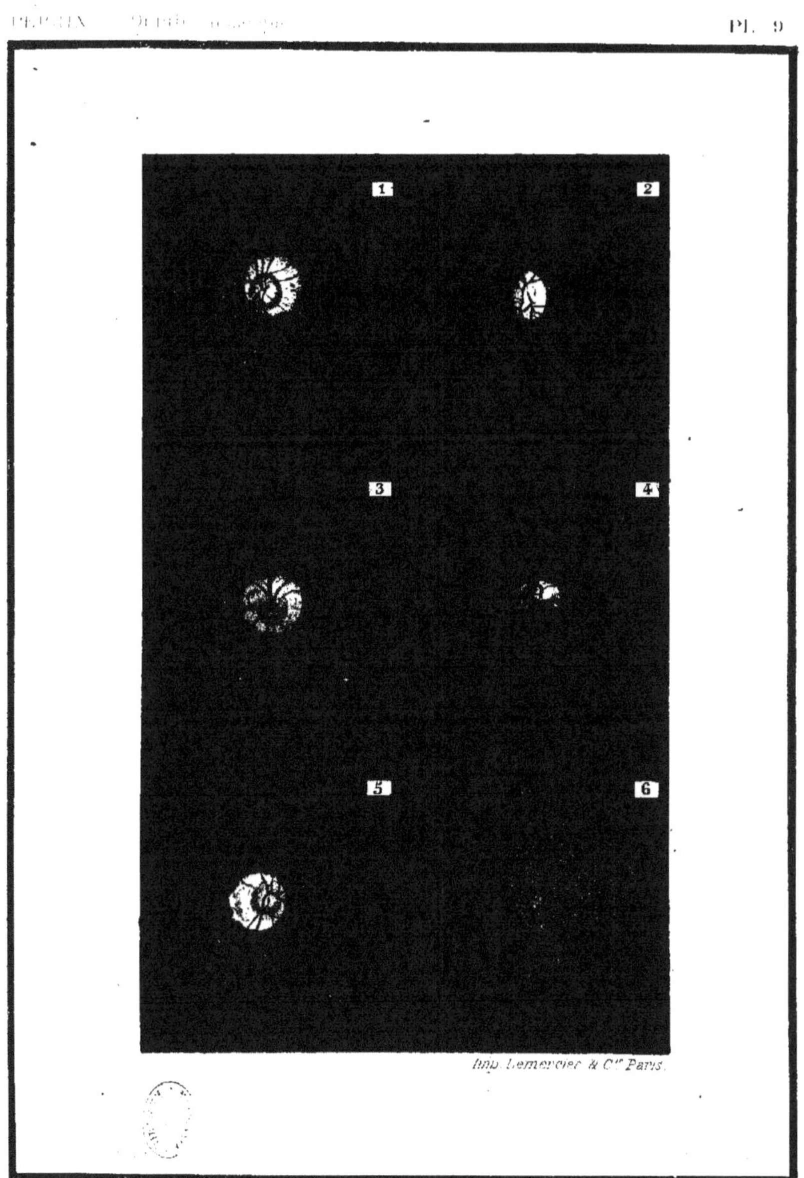

Imp. Lemercier & Cie Paris.

VARIÉTÉS PHYSIOLOGIQUES

PLANCHE X

Figure 1.

Fibres opaques de la rétine. Elles forment une large zone blanche, brillante, située du côté opposé à la *macula*. — Cette plaque couvre environ le quart de la surface de la papille ; elle est entièrement opaque du côté du nerf optique : du côté opposé et à mesure que les fibres divergent davantage, la teinte rouge de la choroïde se laisse mieux apercevoir. Le bord de la tache du côté de la rétine est comme festonné. Les vaisseaux rétiniens près de leur point d'émergence s'engagent dans ce tissu opaque, s'y perdent, puis réapparaissent au delà de ses limites ; les taches d'un rouge sombre disséminées sur l'image n'existaient pas sur le modèle.

Fig. 2.

Même anomalie que dans la figure précédente. — La quantité de fibres opaques étant peu considérable, on voit distinctement la disposition striée qu'elles affectent.

Fig. 3.

Même anomalie que dans les figures précédentes. — Les faisceaux de fibres sont largement étalés, mais sous une faible épaisseur. Ce qui le prouve, c'est que si l'on en excepte deux troncs, les vaisseaux ne sont pas voilés. On voit également par transparence la choroïde qui est à ce niveau très-fortement pigmentée et apparait avec une teinte ardoisée.

La papille du côté opposé aux fibres est entourée d'une ligne de pigment qui s'élargit irrégulièrement en haut. — La couche pigmentaire épithéliale est assez peu riche pour mettre à découvert les *venæ vorticosæ* et les espaces intervasculaires.

Fig. 4.

Œil physiologique dans lequel il existait un certain degré d'infiltration rétinienne au pourtour de la papille. — La chromolithographie n'a rendu que très-imparfaitement cette vapeur légère dans laquelle se noyaient et le limbe de la papille et la couleur rouge de la choroïde.

Fig. 5.

Aspect de l'image ophthalmoscopique dans les cas de troubles intenses du corps vitré. — Le fond de l'œil est vu à travers un brouillard épais, qui permet à grand'peine, même avec la dilatation de la pupille, de distinguer la papille et les vaisseaux. C'est en suivant ceux de ces derniers qui sont encore visibles vers leur point d'émergence que l'on parvient à découvrir une petite surface qui correspond au nerf optique.

Fig. 6.

Œil physiologique d'un sujet de 25 ans atteint de choléra confirmé. — On peut juger par ce type à quel degré d'anémie peut être porté l'appareil de la vision sans que la fonction soit troublée. La papille est pâle, la choroïde décolorée, les artères rétiniennes réduites à de menus filaments, difficiles à suivre : les veines seules sont volumineuses et gorgées de sang noir.

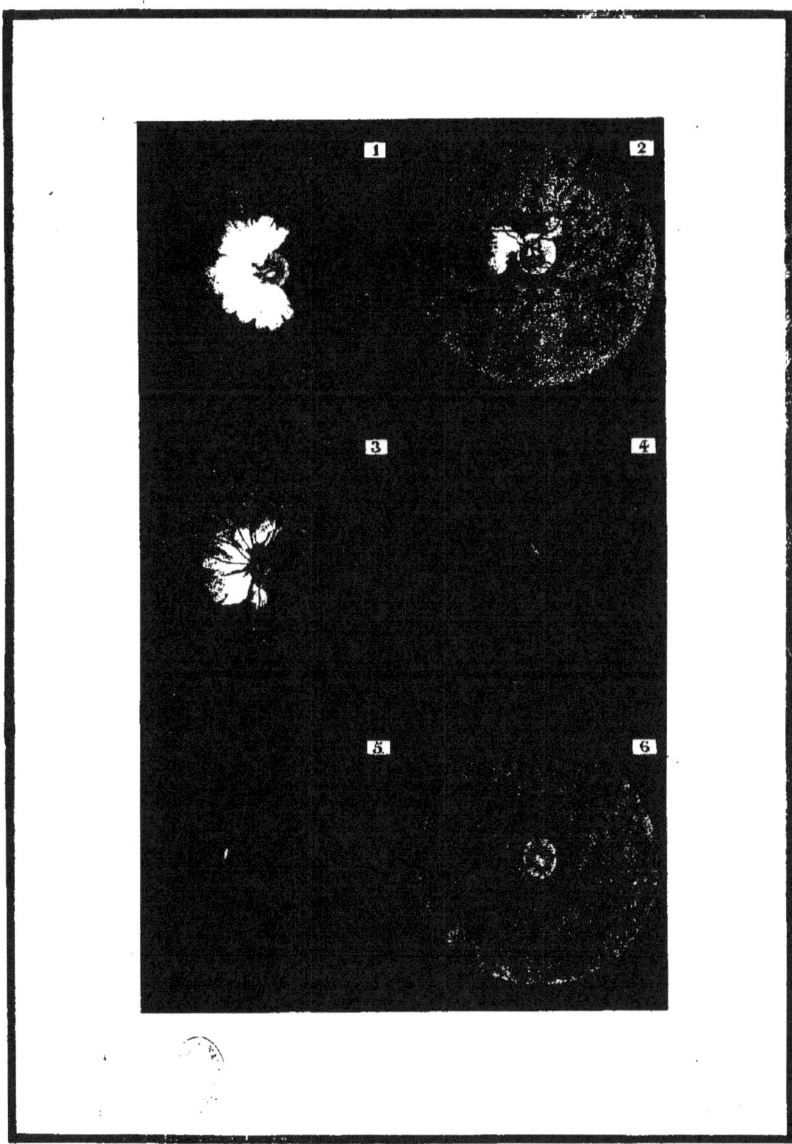

VARIÉTÉS PHYSIOLOGIQUES

PLANCHE XI

Figure 1.

Choroïdite disséminée. — Le champ de la choroïde est irrégulièrement parsemé de petites taches jaunâtres plus ou moins arrondies. La plus étendue se trouve dans la région de la *macula*. La plupart d'entre elles semblent surgir de l'épaisseur du stroma choroïdien, dont la couleur rouge les entoure ou les recouvre encore. On dirait des granulations miliaires. Certaines d'entre elles plus développées ont une teinte plus franchement jaune : elles sont entourées d'un liséré de pigment noir. Quelques-unes ont une petite masse pigmentaire vers leur centre. D'autres masses de pigment noir sont disséminées sur la surface de l'image. Le parenchyme choroïdien est d'un rouge plus intense qu'à l'état normal.

Sujet de 30 ans sans antécédents syphilitiques avoués ou reconnus. — Les troubles visuels remontent à deux années; ils ont suivi une marche progressive, sans réaction locale ni signe extérieur quelconque. A l'époque où l'œil fut dessiné, le malade ne voyait plus à se conduire; la vision centrale était abolie; la vision périphérique était encore assez satisfaisante, mais elle était renfermée dans des limites très-restreintes. Nous avons constaté chez ce malade, à diverses reprises, une persistance très-grande des images rétiniennes. Ainsi l'image de la main, placée de façon à être vue distinctement, persiste assez pour empêcher le patient d'indiquer le moment où elle disparaît.

Fig. 2.

Rétino-choroïdite. — L'altération est représentée principalement par trois larges plaques saillantes situées deux en dehors de la papille et la troisième au niveau de la tache jaune; ces taches affectent une disposition uniforme ; elles sont comme stratifiées par couches concentriques qui circonscrivent un espace central dans lequel la choroïde paraît relativement saine. On dirait la disposition annulaire de certaines manifestations syphilitiques. La tache jaune est envahie par une masse noire qui, en raison de son volume et de sa couleur, ne peut être attribuée qu'à un petit épanchement sanguin. On peut voir que sur deux points les vaisseaux rétiniens sont envahis; l'un d'eux est même complétement couvert par une masse de pigment charbonneux. — Le champ choroïdien est en outre parsemé de petites masses jaunâtres semblables aux altérations de la figure précédente.

Sujet de 31 ans, marié, sans antécédent syphilitique. Le début des accidents remonte à trois ans. Le malade, qui est chef de musique, raconte qu'après s'être fatigué à jouer du cornet à piston, il fut pris subitement de vertiges accompagnés de phantasmes lumineux et suivis de perte de connaissance. Cet accident, qui ressemble beaucoup à une syncope, n'eut aucune suite, mais à partir de ce moment la vue se serait progressivement affaiblie sans réaction appréciable. Aujourd'hui la vision centrale est abolie; l'angle nasal, l'angle frontal et l'angle jugal sont à peu près nuls; l'angle temporal résiste encore. De ce côté le malade peut voir nettement une lampe Carcel.

Fig. 3.

Rétino-choroïdite. — L'altération principale est représentée par de longues et étroites traînées blanchâtres qui divisent de part en part l'image ophthalmoscopique ; les vaisseaux rétiniens passent manifestement au devant. En dehors de ces bandes atrophiques on remarque, surtout vers la région de la *macula,* d'abondants dépôts pigmentaires; plusieurs d'entre eux couvrent les vaisseaux rétiniens, ce qui permet d'établir que la rétine est elle-même envahie.

Sujet de 30 ans. S $= \frac{1}{40}$. Angle nasal réduit à quelques degrés; angle temporal mieux conservé. Pas d'antécédents syphilitiques ou autres. Cette affection remonte à treize mois: elle a suivi progressivement son cours sans réaction locale.

Fig. 4.

Choroïdite chronique. — Staphylòme postérieur. Myopie $= \frac{1}{14}$. La région de la *macula* est envahie par un certain nombre de petites masses jaunâtres arrondies. Le reste du champ choroïdien ne paraît pas altéré.

Sujet de 25 ans. S $= \frac{1}{200}$: angle nasal réduit à 6° : angle temporal à peu près intact. Cet état amblyopique, qui remonte à deux ans, a suivi une infection syphilitique. — Traitement par les onctions mercurielles : vision améliorée. S $= \frac{1}{10}$. Traitement interrompu ; les accidents reparaissent et sont rebelles à toute médication.

Fig. 5.

Dégénérescence profonde de la choroïde. — Les *venæ vorticosæ* vivement accusées sont représentées par un système de vaisseaux rectilignes et dirigés en rayonnant vers la papille; les uns sont rouges ; les autres sont jaunes et envahis par la dégénérescence athéromateuse. L'anneau choroïdien complètement atrophié a mis à nu le cercle sclérotical de la papille. De grosses masses pigmentaires sont disséminées dans le champ choroïdien, principalement vers l'*ora serrata*. La rétine est visiblement altérée; on y remarque deux plaques grisâtres d'apparence graisseuse : les vaisseaux ont diminué de volume, contrairement à ce qu'indique la chromolithographie ; leur nombre est notablement restreint, et ce qui reste paraît appartenir au système veineux. — Amblyopie grave. Voit à peine à se conduire.

Fig. 6.

Même altération que dans le cas précédent. — En examinant avec soin la figure, on y retrouve toutes les formes et tous les degrés de l'atrophie du stroma choroïdien; les couches pigmentaires ont disparu ; les plans vasculaires sont mis à nu ; certains vaisseaux, accessibles à la circulation, forment un réseau rouge orangé; d'autres ne sont plus représentés que par des stries jaunes et brillantes. Quelques-uns permettent de constater le travail de dégénérescence granulo-graisseuse; le vaisseau n'a plus son calibre régulier, il présente des espèces d'étranglement; en certains points il est rempli de sang, dans d'autres et au niveau des étranglements il est rempli de matière jaune réfléchissant vivement la lumière. Sur toute l'étendue de l'image on voit de grosses et nombreuses masses pigmentaires, des exsudats entourés d'une bordure noire qui envahissent à la fois la choroïde et la rétine.

Perte absolue de la vision.

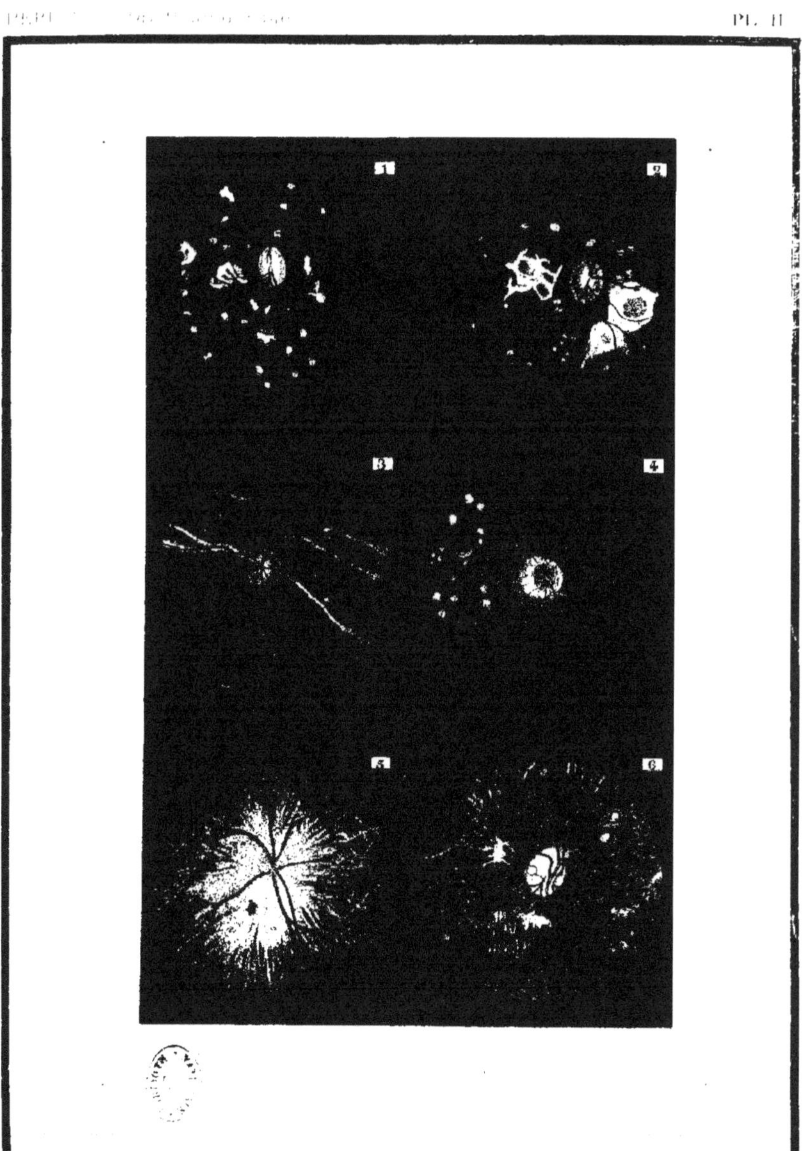

CHOROÏDITES

PLANCHE XII

Figure 1.

Choroïdite chronique. — Atrophie papillaire. La papille paraît d'un bleu assez foncé : sa surface est couverte de fines stries blanches rayonnées. — Le système vasculaire rétinien est atrophié. — La choroïde présente sous diverses formes les altérations de la choroïdite, à savoir : le pourtour de la papille est occupé par un disque d'atrophie sur lequel se voient quelques débris vasculaires ; la région de la tache jaune est envahie par un épanchement sanguin en voie de résorption ; le caillot réduit à sa portion la plus épaisse est entouré d'une plaque atrophique circonscrite : sur divers autres points se voient, soit de l'atrophie, soit de petites exsudations accompagnées de dépôts pigmentaires.

Perte absolue de la vision depuis six années. — Affection développée sans signes apparents, sans cause appréciable chez un vieillard de 66 ans. — L'autre œil, sain jusqu'à ces derniers temps, est envahi à son tour, et l'acuité visuelle abaissée à $\frac{1}{200}$.

Fig. 2.

Choroïdite syphilitique circonscrite. — On voit au delà de la tache jaune des masses jaunâtres agglomérées et entremêlées de dépôts pigmentaires. La tache jaune est très-fortement accusée, le réseau rétinien vivement injecté, ce qui permet de suivre de petits vaisseaux de second ordre jusqu'au niveau de la *macula*. — La choroïde elle-même, par sa teinte rouge foncée, paraît aussi congestionnée.

Sujet atteint de syphilis depuis vingt-cinq ans. — Durant cette longue période, des manifestations diverses n'ont cessé de se succéder. Malgré l'intervention de traitements renouvelés pendant plus de cinq ans, le malade, au moment de notre examen, porte à la marge de l'anus des tubercules ulcérés manifestement syphilitiques. — L'angle nasal est aboli, il est occupé par une large tache aveugle, au niveau de laquelle la vision est réduite à une sensation qualitative. En cherchant avec un peu d'attention on découvre que cette tache se partage en deux zones, l'une au niveau de laquelle la perception se fait encore, l'autre centrale, au niveau de laquelle elle est tout à fait abolie. — Dans les autres directions l'acuité visuelle est égale à l'unité.

Fig. 3.

Choroïdite athéromateuse. — Le champ choroïdien est couvert de nombreuses stries jaunâtres, plus abondantes au pourtour de la papille. Le stroma est profondément altéré, mais en aucun point il n'existe d'atrophie complète qui mette à nu la sclérotique. — Nombreux dépôts pigmentaires.

Sujet de 38 ans. — Pas de syphilis. — Affection remontant à six ans. Le mal a débuté par quelques symptômes, tels que rougeur persistante du globe oculaire, douleurs pré-orbitaires, qui paraissent appartenir à une irido-choroïdite rhumatismale. Actuellement l'acuité visuelle est égale à $\frac{1}{10}$. Le champ visuel est altéré surtout du côté de l'angle frontal ; l'angle temporal est le mieux conservé.

Fig. 4.

Choroïdite chronique. — Atrophie papillaire. Altération profonde de la choroïde, mais sans destruction complète du stroma. Les *venæ vorticosæ* fortement accusées forment un riche réseau qui rayonne vers la papille et qui se détache très-vivement sur un fond noir. Au pourtour de la papille on remarque une couronne de stries jaunes et brillantes, dues manifestement à des vaisseaux, et qui, en raison de leur siége et de leur distribution, semblent appartenir aux artères ciliaires postérieures. Papille atrophiée d'un gris jaunâtre, volumineuse, sans excavation. Cette affection qui, depuis longtemps, a amené la perte de la vision, paraît avoir débuté par les signes d'une irido-choroïdite à répétitions.

Fig. 5.

Même affection que dans la figure précédente. — L'altération choroïdienne est plus profonde encore. Le système vasculaire choroïdien se présente sous l'aspect d'un réseau à mailles serrées. On dirait, sauf la couleur, les nervures d'une feuille dépouillée de son parenchyme. Sous un premier plan de vaisseaux rouges, apparaît en beaucoup de points un réseau de stries jaunes, dû sans doute à des vaisseaux sclérosés ou graisseux. Papille complétement atrophiée, large, sans excavation. — Vaisseaux rétiniens réduits à de menus filaments.

Abolition complète de la vision. L'affection développée chez un sujet de 54 ans remonte à huit ans. Elle a débuté aussi par des signes d'irido-choroïdite à répétitions ; pendant plusieurs années le malade a été tourmenté par l'apparition de gros moucherons et d'éclairs brillants et jaunâtres dans le champ visuel. L'affaiblissement de la vue a été régulier et progressif.

Fig. 6.

Même processus que dans les deux cas précédents; la choroïde, la papille offrent des caractères fort analogues, sinon identiques. Mêmes débuts du mal, même effet sur la vision.

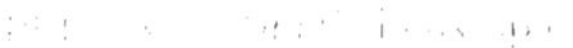

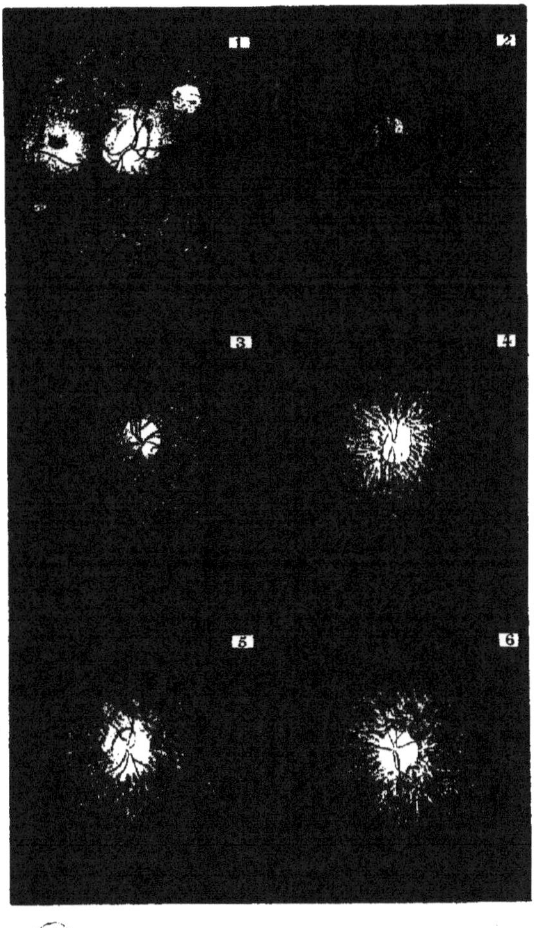

CHOROÏDITES

PLANCHE XIII

Figure 1.

Staphylôme postérieur développé chez une dame à l'âge de 40 ans, sans cause appréciable. — Papille richement colorée bordée de pigment d'un côté, et entourée de l'autre par un mince croissant d'atrophie. La tache pathologique est située en haut et en dehors. $M = \frac{1}{14}$; $S = \frac{1}{2}$. Aucun signe concomittant de congestion oculaire; aucune apparence de glaucome.

Fig. 2.

Staphylôme irrégulier. — La tache pathologique, qui représente une staphylôme au deuxième degré, est située exactement au-dessus de la papille. Celle-ci, suivant la règle, paraît allongée dans le sens perpendiculaire à la hauteur de l'ectasie.

Fig. 3.

Staphylôme irrégulier. — Papille rouge vivement injectée, excavation physiologique assez large. Le limbe de la pupille du côté opposé à la tache jaune est entouré d'un anneau de nuance un peu plus claire que le tissu papillaire, mais ne rappelant en aucune façon la couleur habituelle du staphylôme. Le bord externe de la tache pathologique est entouré d'un anneau choroïdien richement pigmenté. $M = \frac{1}{4}$.

Fig. 4.

Atrophie de la papille compliquée d'atrophie choroïdienne péri-papillaire. — Papille d'un gris bleuâtre uniforme, sans excavation marquée. Cercle blanc d'atrophie choroïdienne : du côté de la *macula*, ce cercle est limité par un anneau choroïdien assez accentué. Les artères sont filiformes, et par conséquent d'une moindre valeur que sur la figure; les veines ont leur calibre habituel; sur la choroïde quelques ilots disséminés d'atrophie choroïdienne.

Cécité, affection ancienne développée successivement aux deux yeux d'une façon absolument silencieuse, tant au point de vue de l'état local que de l'état général.

Fig. 5.

Atrophie papillaire partielle avec excavation. — La surface de la papille est partagée en deux parties : l'une beaucoup plus large et située du côté de la *macula* a une teinte grise bleuâtre, uniforme comme dans l'atrophie glaucomateuse; l'autre plus étroite a conservé sa couleur physiologique et représente ce qui reste de la couche des fibres. Les vaisseaux rétiniens, au niveau de l'atrophie, changent de direction, forment des crochets très-marqués sans cesser d'être visibles jusqu'à leur point d'émergence.

$S = \frac{1}{10}$; le champ visuel est altéré gravement par l'agrandissement progressif de la tache aveugle. La vision est abolie dans les deux tiers internes de l'angle temporal. Cette énorme tache empiétant sur l'angle frontal et l'angle jugal paraît avoir pour centre le *punctum cæcum*. Sujet de 33 ans. — Durée de l'affection, 15 mois. A débuté par des douleurs violentes aux tempes pendant trois mois, sans appareil inflammatoire local. Durant cette période, troubles visuels marqués par l'apparition d'un brouillard qui devint rapidement assez épais pour voiler les objets et empêcher le malade de se conduire. A la suite de cette longue attaque, la vision se rétablit un peu et devint ce qu'elle est aujourd'hui. L'œil paraît sain : aucun signe de glaucome.

Fig. 6.

Atrophie de la papille. — Elle paraît diminuée de volume, elle est d'un ton de craie qui fait ressortir un léger picqueté bleuâtre. Les vaisseaux restent assez volumineux.

Femme de 37 ans, giletière; a beaucoup fatigué ses yeux dans de longues veillées au pétrole. Débuts, 4 ans. Durant les deux premières années, diminution très-lente de la vision, sans réaction locale ni troubles fonctionnels. Depuis deux ans l'affaiblissement a été plus rapide; apparitions fréquentes d'étincelles jaunâtres que la malade compare à une gerbe de feu d'artifice tiré par un temps sombre. La vision s'améliore un peu par un ciel couvert et quand le soleil est au-dessous de l'horizon. Peut à peine se conduire. — Daltonisme pathologique.

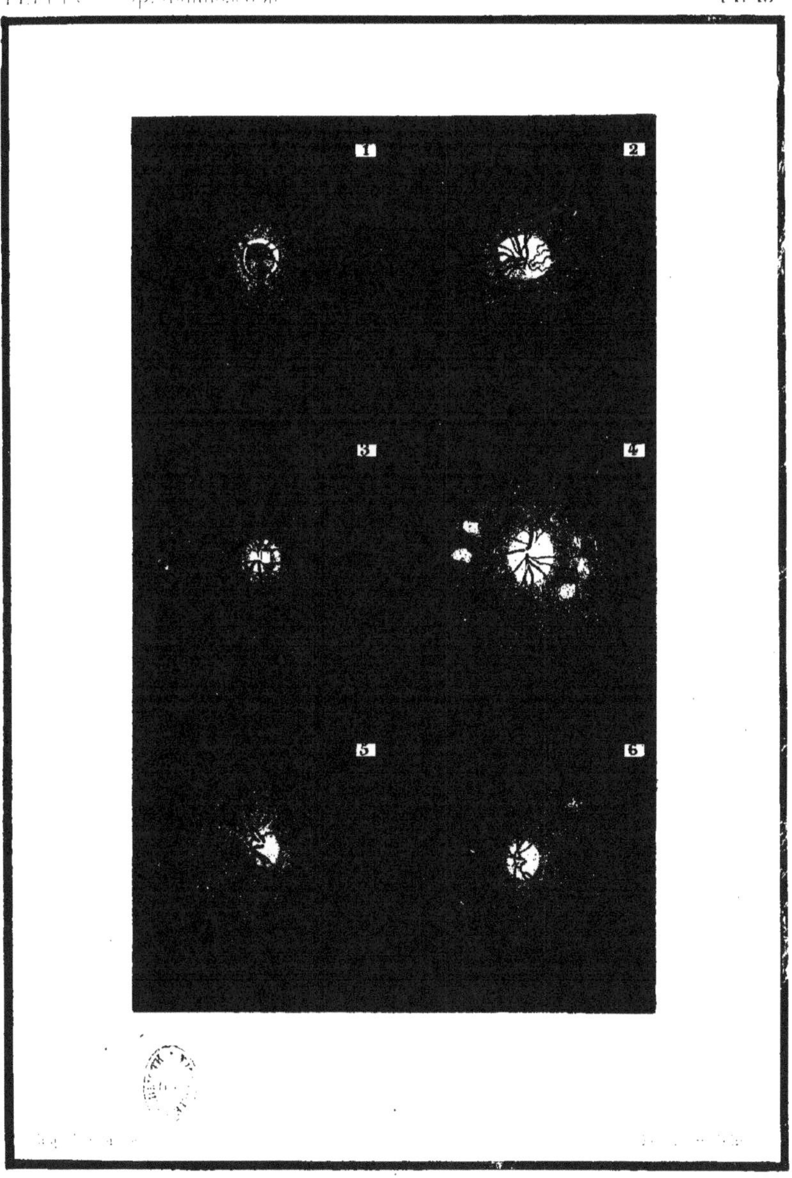

STAPHYLÔMES POSTÉRIEURS IRRÉGULIERS

PLANCHE XIV

Figure 1.

Staphylôme postérieur au troisième degré, très-développé. — On remarque dans la région de l'*ora serrata* une couronne complète de plaques atrophiques non staphylômateuses. Le vif reflet fourni par la sclérotique mise à découvert sur de larges surfaces rend l'image très-brillante et permet de voir les plus menus détails ; on distingue, sur les plaques d'atrophie, des débris de la choroïde représentés sur certains points par des ilots rougeâtres, ailleurs par des masses pigmentaires. — Trois ou quatre gros vaisseaux choroïdiens traversent le champ choroïdien et semblent situés dans un plan antérieur. On pourrait les confondre avec des vaisseaux de la rétine ; mais ils s'en distinguent par leur volume et leur direction. Le réseau rétinien est plus riche que dans l'œil sain : il est possible de suivre jusqu'à l'équateur du globe, surtout au niveau des taches atrophiques, un grand nombre de vaisseaux de deuxième et de troisième ordre, invisibles à l'état normal. C'est cette circonstance, due exclusivement à l'éclairage, qui fait croire si souvent à un état congestif des membranes. La papille est allongée verticalement et couleur lie de vin, comme il arrive d'ordinaire chez les staphylômateux. $M = \frac{1}{4}$.

Fig. 2.

Staphylôme postérieur au premier degré. — La tache pathologique est représentée par un croissant blanc bleuâtre, qui entoure tout le côté interne (image renversée) de la papille. Le staphylôme est marbré de nombreuses stries ardoisées, dues à des dépôts pigmentaires. Il est, dans ce cas particulier, peu distinct de la papille et facilement confondu avec elle.

Fig. 3.

Staphylôme postérieur au premier degré. — Ici la tache pathologique est d'un blanc éclatant, entourée d'une ligne noire finement pigmentée. Du côté correspondant au staphylôme, la papille possède des reflets bleuâtres très-accusés, semblables à ceux que l'on observe dans les papilles glaucomateuses. Il semblerait qu'en ce point le nerf optique participe à l'ectasie, et que les fibres nerveuses peu nombreuses, il est vrai, de ce côté, ont été coupées, et pourtant l'acuïté visuelle est égal à 1 ; le champ visuel est normal. $M = \frac{1}{14}$.

Fig. 4.

Staphylôme au deuxième degré. — La tache pathologique, blanche avec quelques reflets bleuâtres, est plus large. Elle affecte la forme d'un cône tronqué dont le sommet est dirigé vers la tache jaune, et dont la base embrasse plus de la moitié de la papille. $M = \frac{1}{8}$.

Fig. 5.

Staphylôme postérieur au troisième degré. — La tache pathologique plus développée entoure complétement la papille, qui peut être comparée à un doigt entouré d'une bague dite chevalière. Le staphylôme est bordé par un mince liséré pigmentaire et recouvert de quelques débris choroïdiens. Papille ovale verticalement et d'une teinte violacée. Vers la tache jaune, atrophie de la couche pigmentaire épithéliale. Cette atrophie, très commune chez les staphylômateux, met à découvert les *venæ vorticosæ* et des espaces intervasculaires nombreux et étroits. Quelques vaisseaux atteints de dégénérescence athéromateuse se traduisent sous l'aspect de stries jaunâtres. $M = \frac{1}{4}$.

Fig. 6.

Staphylôme postérieur au troisième degré, très-développé. — La tache pathologique entoure la papille; sa surface blanche à reflets bleuâtres est coupée dans le sens vertical par un vaisseau choroïdien isolé et volumineux; sur son trajet et au-dessous de lui se voit une masse pigmentaire très-noire; une seconde, placée au-dessus, est située plus superficiellement, puisqu'elle recouvre ce même vaisseau. De nombreux vaisseaux rétiniens de second ordre se dirigent de la papille vers la tache jaune, en traversant en ligne droite toute la hauteur du staphylôme. La papille couleur lie de vin a la forme d'une ellipse très-allongée. $M = \frac{1}{3}$. Astigmatisme irrégulier. $S = \frac{1}{6}$.

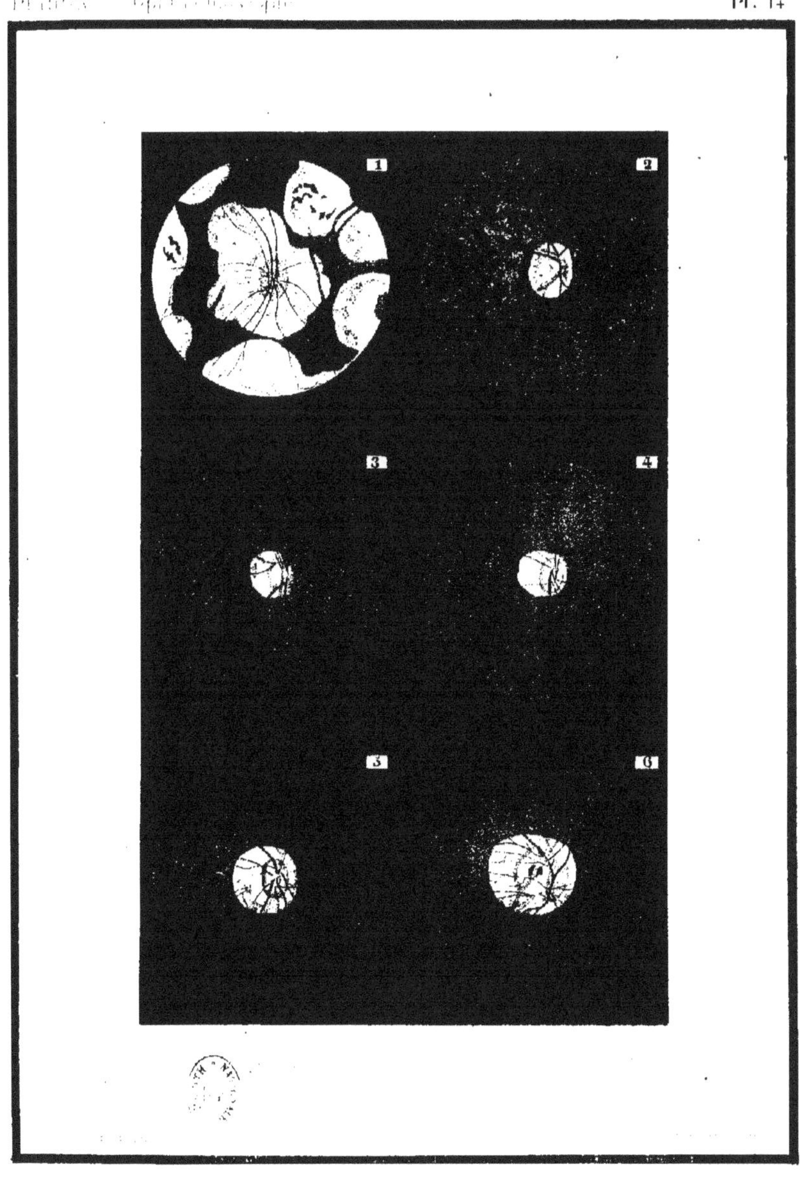

STAPHYLÔMES POSTÉRIEURS AUX DIVERS DEGRÉS

PLANCHE XV

Figure 1.

Staphylôme irrégulier. — La tache pathologique siége à la partie supérieure de la papille. Elle est représentée par un croissant formé de deux bandes concentriques, l'une, la plus rapprochée de la papille, est ardoisée, l'autre est plus claire. Le ton général indique la persistance au niveau de l'altération d'une grande quantité de pigment.

Fig. 2.

Staphylôme irrégulier. — Compliqué d'un ancien foyer hémorrhagique au niveau de la tache jaune. Le staphylôme est plus développé que dans le cas précédent ; il est également situé en haut. Limbe papillaire nettement limité par un cercle blanc brillant qui enveloppe toute la papille. L'ancien foyer hémorrhagique, entièrement résorbé, a provoqué autour de lui un travail d'inflammation, puis d'atrophie, représenté par la tache blanche située dans la région de la *macula*. Cette tache est entourée, ainsi qu'il arrive si souvent, d'une épaisse bordure de pigment noir, fourni par la couche épithéliale.

Distingue à peine le jour de la nuit.

Fig. 3.

Staphylôme postérieur irrégulier, compliqué de choroïdite. — Le staphylôme est surtout développé en bas et en dedans. Il est formé par un cercle gris jaunâtre qui entoure complétement la papille. Entre le limbe de cette dernière et le staphylôme, on voit une ligne de démarcation sombre qui est due à la persistance du pigment en ce point. La région de la tache jaune est envahie par des altérations de la choroïde que l'on voit sous la forme de dépôts jaunâtres allongés, entremêlés de vaisseaux choroïdiens. Les vaisseaux rétiniens n'y adhèrent pas. La choroïde est profondément altérée dans toute son étendue. Le pigment du stroma et de la couche épithéliale est en voie d'atrophie, ce qui donne au fond de l'image un ton plus clair et met vigoureusement en relief les *venæ vorticosæ*. Le volume des veines trahit une gêne dans la circulation du retour, due selon toute raison à la propagation du mal jusqu'au tissu de la papille.

Distingue seulement le jour de la nuit. — Sujet de 25 ans. — Pas d'antécédents avoués ou appréciables.

Fig. 4.

Staphylôme postérieur irrégulier, représenté par une zone grisâtre peri-papillaire. — Coloration foncée de la choroïde. Atrophie de la couche pigmentaire épithéliale. Limbe papillaire très-accusé. Large excavation physiologique. $M = \frac{1}{4}$.

Fig. 5.

Staphylôme postérieur compliqué d'atrophie choroïdienne généralisée. — Les bords de la papille sont mal dessinés : le staphylôme se continue sans transition avec le ton ivoire jauni de la choroïde dépourvue de pigment. Les reflets formés par la sclérotique mise à découvert, donnent un grand éclat à l'image, et mettent en relief les *venæ vorticosæ* et les vaisseaux rétiniens de second ordre. $M = \frac{1}{3}$.

Fig. 6.

Staphylôme postérieur irrégulier, formé de deux taches pathologiques en forme de croissants, et situées l'une à la partie supérieure, et l'autre à la partie inférieure de la papile ; ces taches sont réunies par une bande étroite d'atrophie. $M = \frac{1}{3}$.

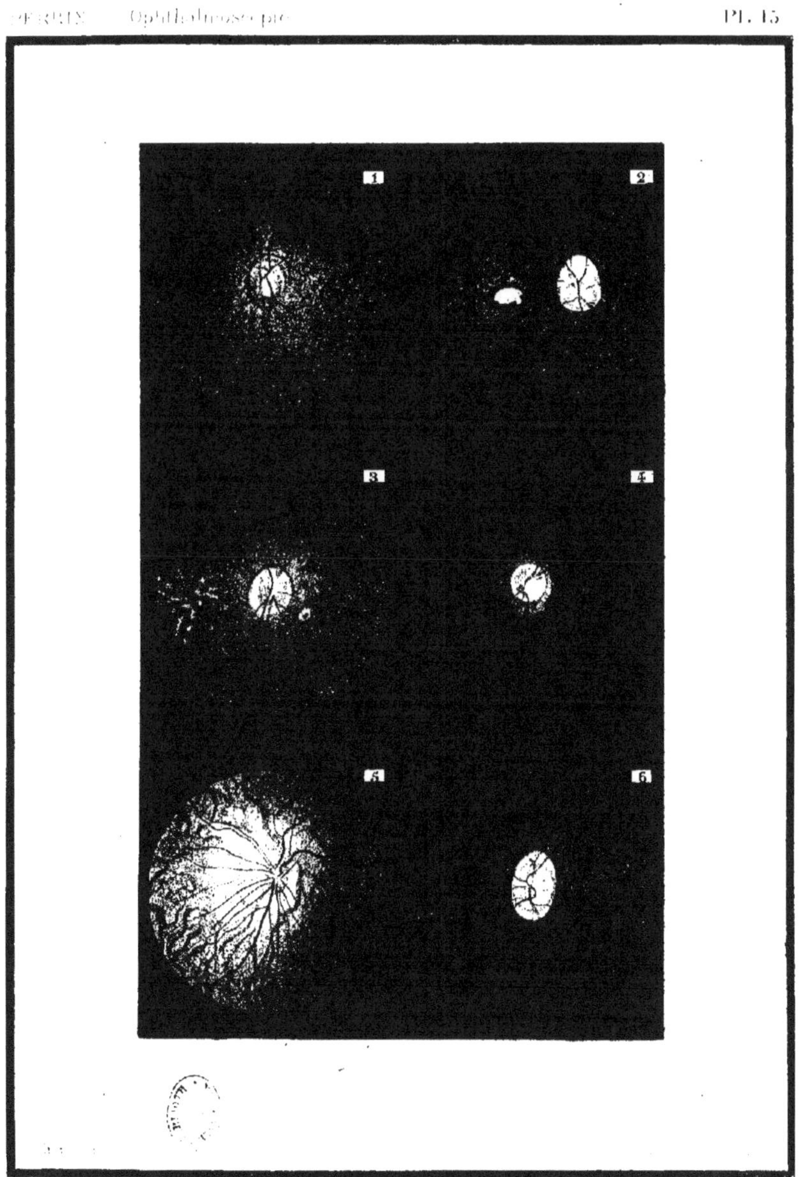

STAPHYLÔMES POSTÉRIEURS IRRÉGULIERS OU COMPLIQUÉS

PLANCHE XVI

Figure 1.

Décollement de la rétine. — Staphylôme postérieur irrégulier. Atrophie de la couche pigmentaire épithéliale. Image droite réduite. La partie décollée forme une tumeur allongée d'un gris bleuâtre, pourvue de stries claires, disposées symétriquement. Les vaisseaux rétiniens parvenus au bord de la tumeur disparaissent brusquement. Sur le décollement même, on voit de nombreux rameaux vasculaires, qui n'ont aucun rapport apparent de continuité avec les vaisseaux interrompus. La tumeur entière tremblote sur place au moindre mouvement du globe. *Venæ vorticosæ* très-apparentes.

Les objets ne sont vus assez distinctement que dans leur moitié inférieure. Sujet de 56 ans. Accident subit sans cause appréciable M. $= \frac{1}{15}$; S $= \frac{1}{5}$.

Fig. 2.

Décollement ancien de la rétine, occupant une situation oblique. — La tumeur est très-bien délimitée, est assez transparente pour laisser voir le rouge sombre de la choroïde. Les vaisseaux rétiniens changent de direction, décrivent une brusque sinuosité au moment d'atteindre la partie décollée, mais ils ne paraissent point interrompus. Rétino-choroïdite circonscrite dans la région de la *macula*. On y observe des masses exsudatives épaisses, dans lesquelles se perd un petit vaisseau rétinien.

Sujet de 35 ans non staphylômateux. Accident remontant à quatre ans.

Fig. 3.

Décollement traumatique de la rétine (image droite réduite). — La rétine est décollée dans une très-grande étendue, et en particulier dans la région de la tache jaune. La tumeur est très-opaque, ce qui tient à la nature du liquide épanché qui contient peut-être un peu de sang. Les stries blanches sont nombreuses, larges, de forme variable : elles indiquent des plis profonds, des boursouflures de la membrane décollée : de nombreux vaisseaux sillonnent le décollement, ils sont sombres, tortueux, ils ont des contours peu nets, leur trajet circonscrit en plusieurs points les saillies de la rétine. La papille et la partie visible de la choroïde sont vivement injectées : en ces points, les vaisseaux, qui paraissent également sombres, mal tracés, témoignent d'une gêne de la circulation de retour, et d'un certain degré d'infiltration séreuse de la rétine.

Jeune militaire de 25 ans, atteint d'un coup de tête de cheval, perçut encore la lumière pendant quelques semaines après l'accident; puis l'œil devint aveugle sans le concours de complications consécutives.

Fig. 4.

Décollement à peu près complet de la rétine. — L'image ophthalmoscopique est couverte d'un voile gris bleuâtre. Coupé par des lignes blanches peu accusées. La papille paraît elle-même voilée. Un petit espace triangulaire, situé en bas, permet de voir un peu plus distinctement la choroïde. Les vaisseaux rétiniens sont sombres, sinueux; leurs contours manquent de netteté. Pendant les mouvements du globe, le fond gris n'a pas de mouvement; on constate seulement le tremblotement des vaisseaux qui s'y trouvent.

Sujet jeune et myope voit à peine la lumière d'une forte lampe Carcel. Accident remontant à huit ans, survenu brusquement, avec la gravité actuelle, sans autre cause appréciable qu'une infection syphilitique ancienne, qui a successivement déterminé des accidents secondaires, puis tertiaires, et qui a résisté à plusieurs traitements par le mercure et le chlorure d'or.

Fig. 5.

Décollement de la rétine. — Staphylôme au deuxième degré. Le décollement occupe la partie supérieure de l'image renversée : sa projection sur la région éclairée du fond de l'œil représente un large voile grisâtre, dont le bord convexe relevé à ses deux extrémités partage en deux la papille et le staphylôme. Le plus léger mouvement du globe provoque des ondulations très-marquées et très-faciles à saisir, parce que la papille et le staphylôme, tour à tour voilés et découverts, fournissent des points de repère excellents. Le liquide sous-rétinien permet d'entrevoir la choroïde. La tumeur est lisse, on n'y remarque pas, surtout vers son bord, les stries blanches qui correspondent aux plis de la rétine. On peut en conclure que le liquide épanché est abondant, que la membrane nerveuse, libre de connexions, forme une tumeur plus saillante et lisse parce qu'elle est bien remplie. Un gros vaisseau, de couleur foncée, parcourt le décollement dans toute sa hauteur. Son point d'émergence est caché par la tumeur.

Sujet de 35 ans. — Accident remontant à huit mois et survenu sans cause connue. Le malade distingue encore, à une distance de 15 centimètres, de petits objets comme une clef de montre, une grosse épingle, mais dans la direction de l'angle jugal seulement : dans les autres directions, la vision paraît empêchée par l'interposition d'un voile noir. La perception des couleur ests abolie ; tous les objets paraissent d'un blanc jaunâtre. Ce malade a subi plusieurs ponctions intra-oculaires sans amélioration durable.

Fig. 6.

Même type dessiné un an plus tard. Sous l'influence du repos, du temps, et peut-être aussi d'un séton à la nuque, la tumeur s'est réduite dans les proportions indiquées par l'image. La papille est découverte. Le vaisseau rétinien est apparent dans toute son étendue ; seulement la partie située sur le décollement paraît avoir changé de direction. Bien que la tumeur soit considérablement réduite, elle n'offre aucune ride à sa surface.

Vision notablement améliorée. — Champ visuel plus étendu. $S = \frac{1}{7}$.

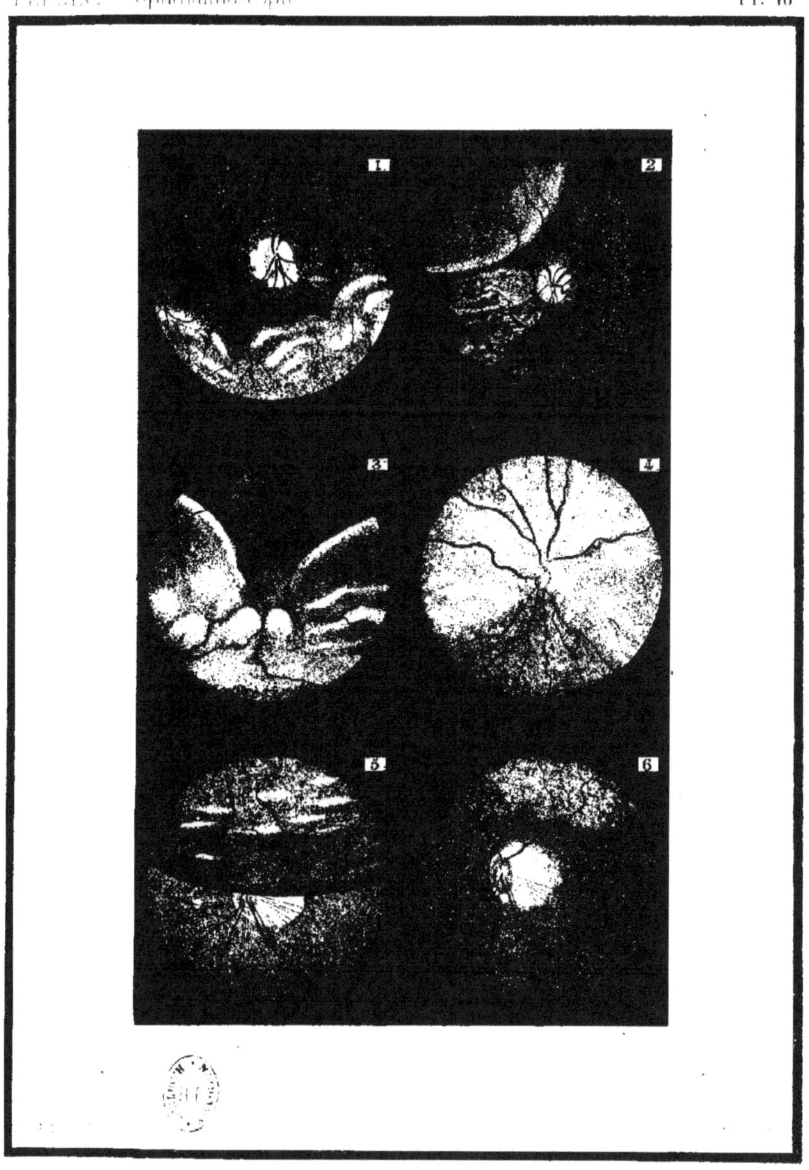

DÉCOLLEMENT DE LA RÉTINE

PLANCHE XVII

Figure 1.

Rétinite albuminurique. — La région de la *macula* est couverte par une plaque blanche brillante, formée par l'agglomération d'un grand nombre de petites masses distinctes. Ce mode de développement lui donne un aspect strié et comme rayonné à sa surface. Au centre se voit la tache jaune. Dans le voisinage, de nombreuses taches miliaires blanches disposées en groupes. Du côté opposé, la rétine présente deux taches opalines dues à de l'infiltration. La papille paraît saine, les vaisseaux inaltérés. Trois d'entre eux sont manifestement couverts par les opacités rétiniennes. Cette circonstance, importante pour le diagnostic, démontre que ces dernières siègent bien dans le tissu rétinien, et aussi qu'elles ne sont point limitées aux couches externes, par lesquelles débutent les altérations de la rétinite albuminurique. L'aspect si nettement strié de la tache est dû à l'altération scléreuse ou graisseuse des fibres de Müller. Il existe, en outre, quelques extravasations sanguines.

Voit à peine la lumière du jour.

Jeune soldat de 29 ans, atteint quelques mois auparavant de choléra. Entré à l'hôpital pour un affaiblissement progressif de la vision. L'aspect des manifestations intra-oculaires nous fait découvrir une albuminurie dont le diagnostic est confirmé par l'examen des urines, et quelques mois plus tard par l'autopsie.

Fig. 2.

Rétinite albuminurique à une période plus avancée. — L'image a perdu sa couleur rouge : elle est d'un jaune terne. La papille est tout à fait décolorée; ses bords sont voilés par une zone d'infiltration rétinienne. Les artères sont petites, les veines volumineuses. Il existe de nombreuses suffusions sanguines qui siégent principalement le long des vaisseaux ; elles affectent une forme allongée et paraissent striées. Taches graisseuses nombreuses et disséminées vers la région équatoriale.

Fig. 3.

Autre type de rétinite albuminurique. — La couleur de l'image est d'un gris jaunâtre, la papille est en voie d'atrophie ; elle est entourée d'une zone d'infiltration très-opaque ; on ne distingue plus dans le tissu altéré et opalin de la rétine que les troncs veineux qui sont encore turgescents. Quatre taches blanches situées sur le trajet des vaisseaux représentent la dernière phase régressive d'anciens foyers hémorrhagiques.

Fig. 4.

Rétinite syphilitique. — Infiltration générale de la rétine. L'image ophthalmoscopique paraît recouverte d'un vernis grisâtre semi-transparent, plus épais autour de la papille. — Papille décolorée, voilée sur ses bords par l'infiltration ; tache jaune indiquée par une coloration rouge assez intense pour simuler un foyer hémorrhagique ; elle est entourée par une zone d'infiltration plus opaque que sur les autres points. Artères petites. — Veines énormes, colorées en violet foncé, effilées vers leur point d'émergence, allongées, variqueuses dans toute leur étendue.

Sujet syphilitique de 53 ans. — Douleurs nerveuses violentes pendant plusieurs mois, affaiblissement très-rapide de la vision. Une fumée épaisse uniforme couvre tous les objets, elle devient assez intense en peu de jours pour permettre seulement la perception de la lumière d'une lampe Carcel.

Fig. 5.

Image ophthalmoscopique obtenue dans un cas de synchisis compliqué d'un état jumenteux du corps vitré. Le fond de l'œil parait voilé par un brouillard épais qui diminue la netteté des détails. Cet aspect a été incomplétement rendu par la chromo lithographie. La papille en particulier, dont les limites sont si nettes, devrait être voilée sur ses bords et confondue avec le fond choroïdien. Les veines sont turgescentes, sinueuses, en raison de la diffusion de la lumière à travers la vitrine peu transparente; leur volume parait augmenté, et leurs contours manquent de netteté. Le fond choroïdien est d'un rouge plus foncé qu'à l'état normal : au réflecteur, on voit à chaque mouvement du globe un nuage s'élever dans le corps vitré : il est assez épais pour masquer ce qui se trouve derrière, mais il retombe rapidement : on dirait le tourbillon que l'on obtient en agitant la vase déposée au fond d'un récipient rempli d'eau devenue limpide par le repos. Aucun corps flottant n'apparait distinctement. Acuïté visuelle réduite à $\frac{1}{16}$.

Fig. 6.

Apoplexie choroïdienne chez un sujet atteint d'atrophie papillaire à la suite d'une hémiplégie. — Papille gris bleuâtre entourée d'un cercle d'atrophie choroïdienne non staphylomateuse, large foyer hémorrhagique dans la région de la *macula* : d'autres foyers de même nature sont disséminés dans l'étendue du champ d'exploration. Altération profonde du tissu de la choroïde. Les couches pigmentaires en voie d'atrophie laissent à découvert le réseau vasculaire. Le siége des foyers hémorrhagiques est indiqué par leur forme, leur grande étendue, et la zone d'atrophie choroïdienne qui les entoure. Les vaisseaux rétiniens semblent pourtant recouverts par l'apoplexie en plusieurs points. Mais ceux-ci sont tellement grêles que leur passage au niveau d'une suffusion sanguine doit suffire pour les rendre invisibles. Abolition complète de la vision avant l'hémorrhagie.

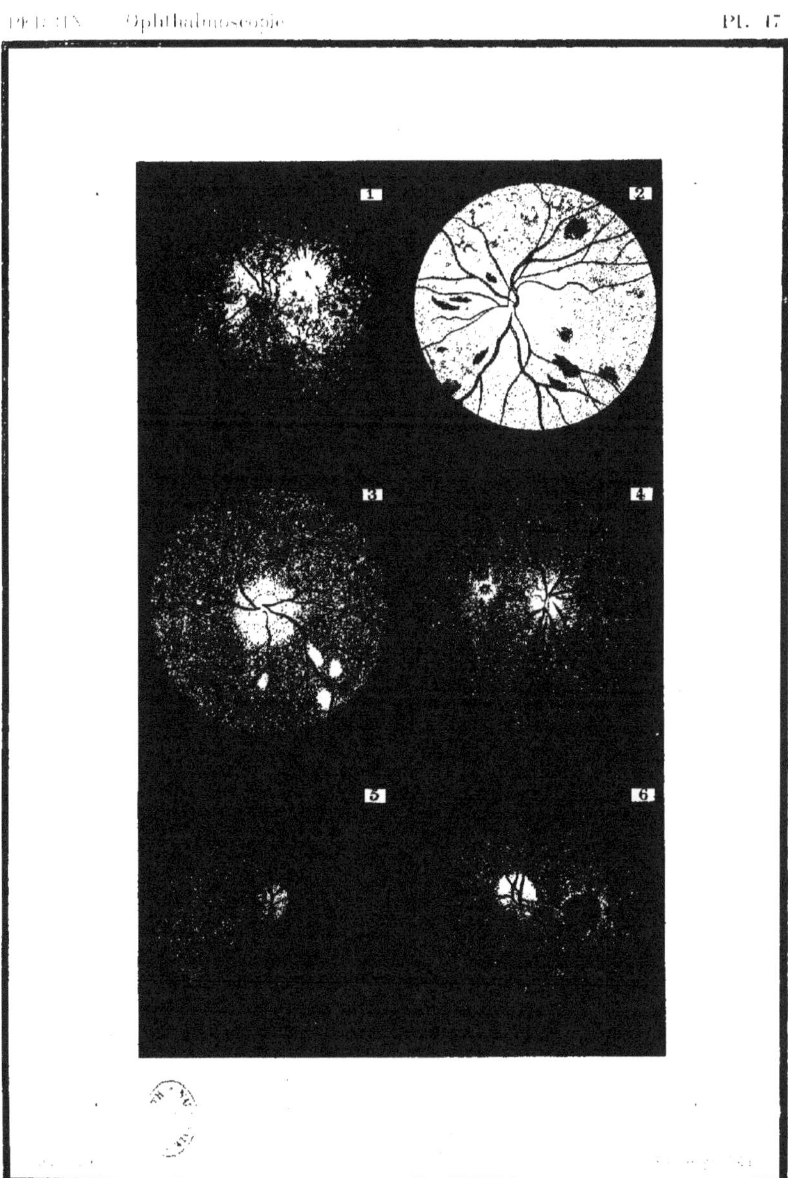

RÉTINITES

PLANCHE XVIII

Figure 1.

Atrophie complète de la papille. — Sans excavation. Sa surface est d'une teinte gris bleuâtre uniforme, plus foncée que ne l'indique la figure. — Le limbe sclérotical est très-accusé, les artères atrophiées; elles ne sont plus représentées que par de petits vaisseaux filiformes qui cessent d'être apparents dans le voisinage de la papille. Les veines ont à peu près leur volume normal.

Début remontant à quatre ans. — Pas de troubles dans les fonctions cérébro-spinales. — Champ visuel réduit à l'angle temporal. — Distingue seulement le jour de la nuit. — Sensibilité très-vive à la lumière. — Contractilité persistante de l'iris.

Fig. 2.

Atrophie complète de la papille (sujet de 71 ans). — Papille grise, excavée. — Artères atrophiées. — Veines volumineuses, paraissant s'arrêter au limbe de la papille. Sur la surface de cette dernière les troncs vasculaires ne sont représentés que par des stries peu apparentes. Distingue à peine la lumière avec cet œil depuis 50 ans. Aucun trouble du côté des centres nerveux. Aucun signe de glaucome. — Santé générale parfaite. — Sensibilité vive à la lumière. — Pupille non dilatée.

Fig. 3.

Atrophie complète de la papille. Disparition de la couche des fibres. — Pas d'excavation, teinte bleuâtre de toute la surface. Atrophie des vaisseaux rétiniens, artères et veines. Atrophie de la couche épithéliale de la choroïde.

Le début du mal remonte à trois ans. — Invasion brusque à la suite d'un vertige non suivi de perte de connaissance ni de troubles nerveux. Marche progressive sans réaction, accidentée fréquemment par des sensations lumineuses subjectives. Santé générale parfaite.

Fig. 4.

Atrophie de la papille. — Surface papillaire d'un blanc bleuâtre plus accentué que sur la figure. — Artères filiformes, veines volumineuses, sinueuses; au niveau de la papille elles sont décolorées, peu apparentes. Cette disposition rend le pouls veineux très-développé au niveau du limbe sclérotical. Perte subite de la vision de ce côté (œil gauche) à la suite d'une hémorrhagie cérébrale. — Paralysie du mouvement du côté droit; conservation de la sensibilité : l'œil droit est sain.

Fig. 5.

Atrophie de la papille, suite de névrite rétro-bulbaire. — Le bout intra-oculaire du nerf optique est saillant, augmenté de volume, d'une teinte jaune mitigée par des reflets bleuâtres vers le limbe. Les artères ont diminué de volume; les veines sont gonflées, plus volumineuses que ne l'indique la figure; elles s'infléchissent en passant de la rétine sur la papille, marquant ainsi le relief de cette dernière. Jusqu'au niveau de la papille, elles sont fortement colorées : au delà elles sont pâles, comme si à ce niveau siégeait un obstacle à la circulation de retour, ou bien comme si le vaisseau était recouvert par un tissu papillaire exubérant et peu transparent.

Sujet de 35 ans. — Premiers accidents remontant à sept ans. Au début, vertiges prolongés avec phantasmes lumineux vivement colorés. Guérison en quelques jours. Un an plus tard, perte subite et complète du mouvement des membres inférieurs, avec paralysie des moteurs oculaires communs, et embarras de la parole sans troubles de la vision. Ce n'est que l'année suivante, pendant l'usage des eaux de Bourbon-l'Archambault, qu'il survint de ce côté des accidents, marqués par une coloration rouge ou jaune des objets, et le sautillement des lettres pendant les essais de lecture. Progrès du mal sans douleur, sans réaction, ni du côté de la tête, ni du côté de l'œil. La paraplégie a persisté; la motilité de l'œil est recouvrée; l'acuïté visuelle réduite à $\frac{1}{75}$. Le champ visuel est altéré: contrairement à la règle, l'angle temporal est aveugle, et l'angle nasal à peu près conservé.

Fig. 6.

Atrophie de la papille, suite de névrite descendante. — Papille d'un blanc éclatant comme de la craie bien éclairée. — Atrophie du système vasculaire rétinien. Sujet de 72 ans. — Blessé à l'âge de 19 ans, d'un coup de sabre à la tête, qui fut suivi de la perte immédiate et complète de la vision, sans réaction locale. Depuis lors la vision est abolie de ce côté; l'autre œil est sain. Santé générale irréprochable, au point de vue principalement des fonctions du système nerveux.

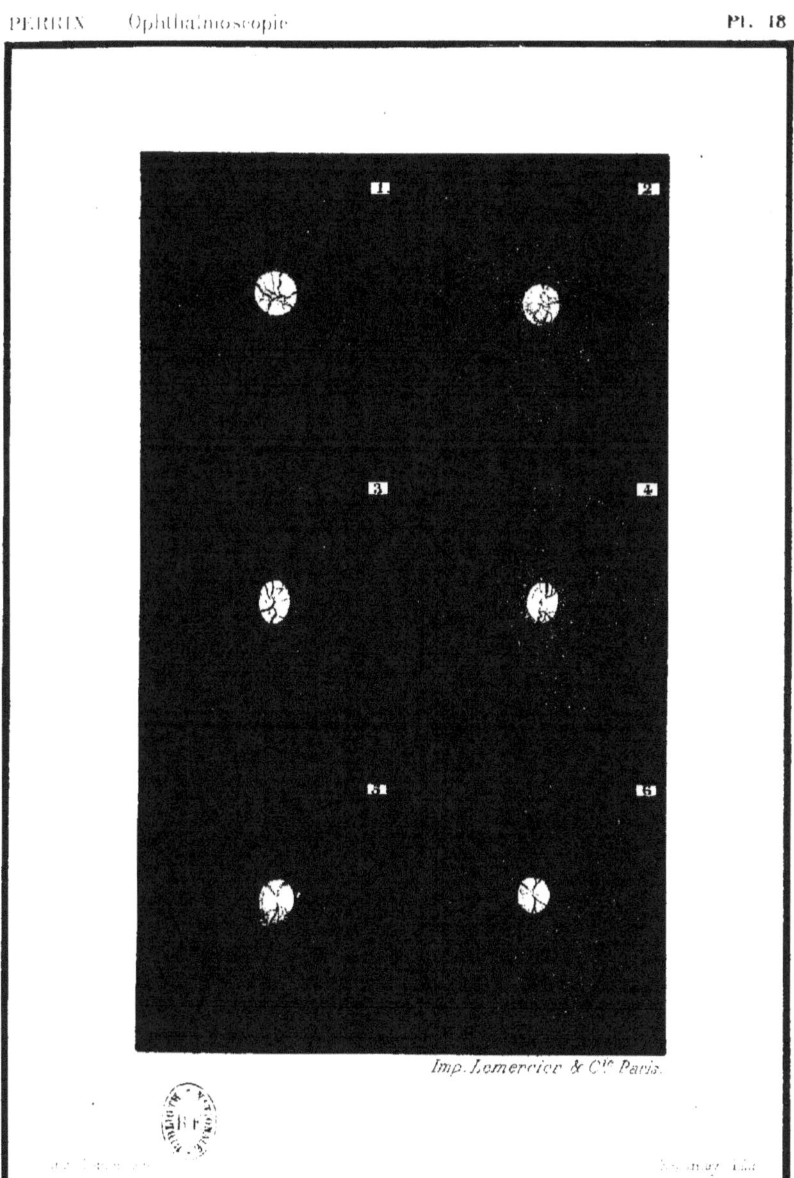

Imp. Lemercier & Cie Paris.

NÉVRITES OPTIQUES

PLANCHE XIX

Figure 1.

Névro-rétinite aiguë. — La papille et la région péri-papillaire sont occupées par une vaste plaque jaunâtre dans laquelle il est possible de distinguer plusieurs zones. Au centre on remarque un espace d'un gris plus clair, circonscrit par deux petites surfaces rougeâtres : cette zone centrale correspond à la papille. — Immédiatement en dehors, seconde zone jaune-oranger, représentant le tissu rétinien vivement injecté. Enfin, à la périphérie de l'altération, troisième zone grisâtre due à l'infiltration du tissu. Celle-ci se perd insensiblement dans les parties qui sont restées saines. Extravasation sanguine vers le point d'émergence de l'une des branches sinueuses des vaisseaux. Au-dessous de la région malade on remarque quelques petites masses exsudatives. Les vaisseaux, en se rapprochant de la papille, s'effilent et disparaissent en des points distincts et isolés qui correspondent approximativement au limbe sclérotical.

État de la vision : $S = \frac{1}{8}$. Champ visuel rétréci dans le sens horizontal : l'angle temporal est réduit à quelques degrés.

Sujet de 25 ans. — Début des accidents, 35 jours. — A ce moment le malade fut gêné par la présence persistante d'une grosse mouche volante. A cette mouche succéda, quelques jours plus tard, une sorte de fumée grisâtre générale, à travers laquelle il fallait des efforts pour distinguer les objets. Au 8e jour l'œil droit fut envahi exactement de la même façon. L'examen de ce dernier que nous avons représenté fut pratiqué le 15e jour. Pas d'antécédents syphilitiques ni rhumatismaux. — Au début, céphalalgie violente, avec vertiges et étourdissements; depuis lors la céphalalgie a diminué : elle est devenue intermittente. Pas d'autre trouble nerveux.

Fig. 2.

Même type que le précédent, dessiné au 40e jour. On juge aisément des transformations qui se sont opérées. L'infiltration a notablement diminué. La papille est à peu près indiquée par une surface vivement hypérhémiée, à la partie supérieure de laquelle on remarque de nombreux vaisseaux capillaires qui forment par leur réunion une véritable tache sanguine striée. La zone d'infiltration de la rétine est mieux limitée ; les vaisseaux rétiniens mieux dessinés naissent manifestement de la papille; ils sont également hypérhémiés. Le nombre des exsudats rétiniens a augmenté. La vision n'est pas sensiblement modifiée.

Fig. 3.

Névro-rétinite par compression du nerf optique gauche. La papille optique vivement injectée est représentée par une petite surface formée par un piqueté rougeâtre très-fin, et vers laquelle se dirigent les vaisseaux rétiniens ; autour d'elle se voit une large plaque jaunâtre, sensiblement circulaire, qui représente la région de la rétine envahie. Les vaisseaux rétiniens ont au niveau de cette tache un aspect caractéristique. Ils sont sinueux, turgescents ; ils disparaissent sur certains points et sont coupés en tronçons qui semblent sans rapports de continuité entre eux.

Sujet de 33 ans, observé dans le service de M. Désormeaux, chirurgien à l'hôpital Necker. — Choc violent au niveau de la tempe gauche. Contre-coup du côté droit, assez violent pour occasionner une ophthalmie suivie de la perte de la vision de ce côté ; peu de temps après, développement d'un anévrysme cirsoïde de l'artère ophthalmique gauche, et simultanément d'une névro-rétinite progressive à marche aiguë, compliquée au début d'une ophthalmie externe.

État de la vision : $S = \frac{1}{3}$. Diminution périphérique du champ visuel.

Fig. 4.

Œdème de la rétine. — Papille hypérhémiée, voilée sur ses bords par un nuage grisâtre. Ce nuage entoure la papille; il s'élargit notablement en bas et en dedans; un second nuage de même aspect, séparé du premier par une bande étroite de tissu sain, s'observe au bord interne de l'image. Suffusions sanguines dans le voisinage de cette dernière. Les vaisseaux rétiniens paraissent recouverts par une fumée grisâtre dans toute l'etendue de l'infiltration, mais principalement au pourtour de la papille.

État de la vision : S = $\frac{1}{10}$. Champ visuel rétréci. Angle nasal à peu près perdu. L'angle ugal est meilleur que l'angle frontal. Sujet de 22 ans. Pas d'antécédents suspects. — Pas de rhumatismes. — Ni sucre, ni albumine, ni affection soit du cœur, soit des gros vaisseaux. Début remontant à 15 jours et révélé sans réaction locale par des vibrations lumineuses fréquentes. Au 7e jour, le mal prit brusquement l'intensité qu'il avait au moment de notre examen.

Fig. 5.

Même type que le précédent, dessiné 42 jours plus tard. La nouvelle image indique clairement la nature de l'affection. L'œdème a presque complétement disparu, si ce n'est au niveau du limbe de la papille. La choroïde paraît profondément altérée dans une grande étendue. Les couches pigmentaires de l'épithélium et du stroma, livrées à l'atrophie, mettent à nu sur divers points les *venæ vorticosæ* et font entrevoir la sclérotique, ce qui donne à l'image un ton un peu plus clair et des marbrures jaunes. Deux masses pigmentaires volumineusses, entourées d'une zone d'atrophie très-marquée, couvrent complétement les vaisseaux rétiniens et témoignent de l'envahissement de la rétine.

Fig. 6.

Atrophie choroïdienne généralisée, compliquée d'accidents glaucomateux. Les régions atrophiées occupent à peu près toute l'étendue de l'image. Elles représentent un vaste plateau entourant complétement la papille. La sclérotique mise à nu donne à l'image un ton d'ivoire jauni. On remarque au niveau de l'atrophie des *venæ vorticosæ* déjà envahies par la dégénérécence granulo-graisseuse, des masses de pigment charbonneux dont la forme rappelle celle des corpuscules osseux, et enfin de nombreux vaisseaux rétiniens de deuxième ordre.

État de la vision : S = $\frac{1}{10}$. Champ visuel altéré, meilleur à la périphérie qu'au centre. — Vieillard. — Début remontant à huit ans et marqué par des douleurs ciliaires très-intenses, qui durèrent plusieurs mois, et pendant lesquelles la vision, dit-il, fut complétement perdue. Les douleurs disparurent alors et la vision revint, mais incomplétement. A partir de ce moment un affaiblissement définitif se developpa progressivement jusqu'au moment actuel. Deux ans après le début de l'affection oculaire, il survint en outre des symptômes d'ataxie locomotrice qui depuis se sont pleinement confirmés.

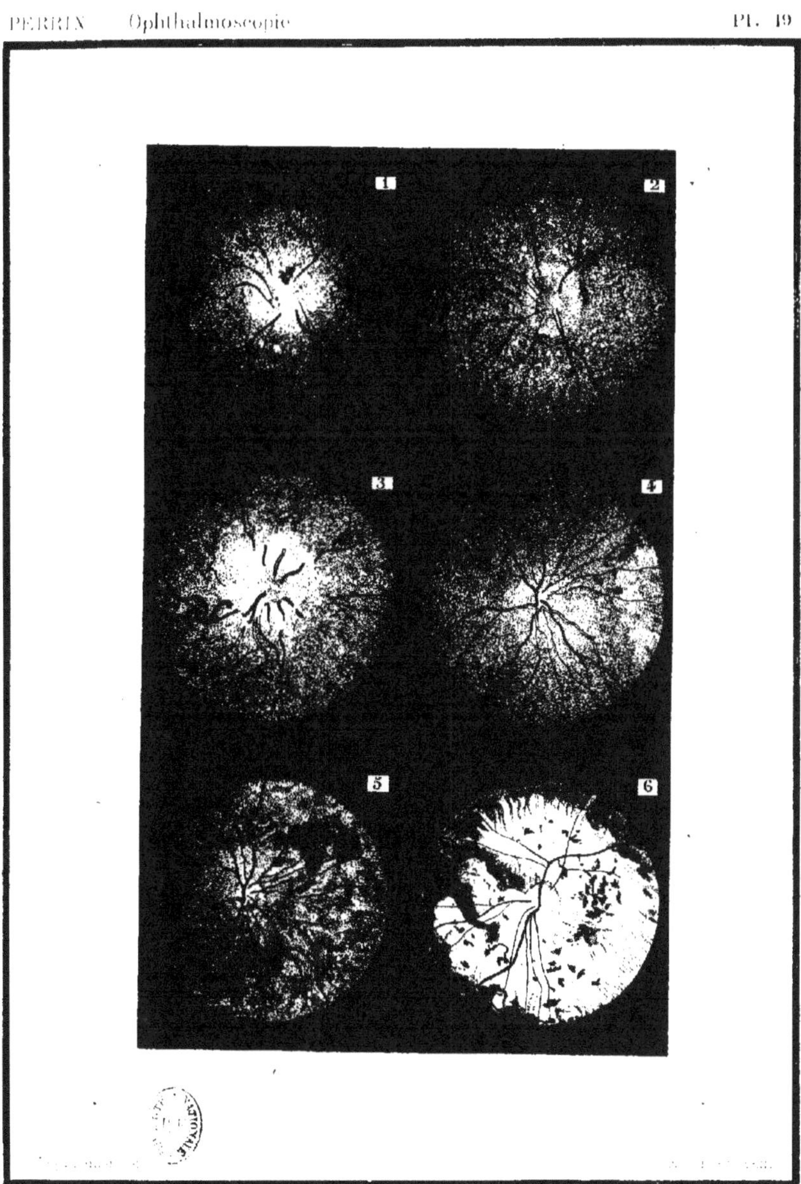

NÉVRO - RÉTINITES

PLANCHE XX

Figure 1.

Rétinite leucémique (d'après Liebreich). — Les bords de la papille sont couverts par la rétine infiltrée. De ce point naissent de larges traînées blanchâtres, opalines, qui occupent le champ rétinien dans diverses directions. Les vaisseaux sont plus ou moins voilés en divers points par un tissu altéré et dépourvu de transparence.

Fig. 2.

Rétinite pigmentaire. — La rétine est couverte d'agglomérations pigmentaires qui rappellent l'aspect des corpuscules osseux. Beaucoup de ces amas suivent le trajet des vaisseaux : leur ensemble forme une zone plus large du côté de la *macula*, à peu près circulaire et située à une certaine distance de la papille. Celle-ci est décolorée ; les artères rétiniennes sont filiformes; les veines seules ont conservé leur volume.

Affection qui paraît s'être développée accidentellement chez un homme de 35 ans, à la suite d'un long séjour sous les tropiques. Il y a peu d'années encore, il possédait une vue irréprochable. Le début du mal fut marqué par l'apparition d'une héméralopie rebelle; plus tard, survint un rétrécissement concentrique progressif du champ visuel, qui aujourd'hui permet difficilement au malade de se conduire.

Fig. 3.

Embolie de l'artère centrale. — Les deux divisions de l'artère sont représentées par des stries blanches bien marquées et limitées par un petit liséré rouge un peu moins apparent que sur la figure. Ce liséré semble indiquer que la circulation n'est pas tout à fait interrompue dans le vaisseau, à moins que cet aspect non signalé encore ne soit une illusion d'optique résultant du contraste des couleurs. La même disposition s'observe sur la papille et jusqu'au point d'émergence, ce qui n'a pas été rendu sur la figure. La rétine n'offre aucune trace d'infiltration, contrairement à ce qui a été observé dans la plupart des faits connus. Staphylôme postérieur irrégulier. $M = \frac{1}{12}$. Malade de 49 ans. — Goutteux et sujet à des palpitations violentes et durables ; trouble profond de la vision d'un seul côté ; un voile épais couvre tous les objets. L'œil fut dessiné quinze jours après l'accident. A ce moment la vision périphérique était un peu revenue, elle permettait de suivre la lumière d'une bougie. Mais, après quelques jours d'espoir, la cécité devint complète et définitive.

Fig. 4.

Rétinite péri-vasculaire. — Papille décolorée. Aspect de la choroïde normal. Deux vaisseaux situés latéralement sont représentés par des stries blanches nettement accusées, le long desquelles se voit avec un peu d'attention un petit filet rouge, avertissant que ces vaisseaux envahis par la sclérose ne sont pas encore tout à fait imperméables au sang.

Fig. 5.

Phase terminale d'une névro-rétinite dessinée (pl. XIX, fig. 3) durant sa période d'augment. — Cette altération du nerf optique, due à la compression exercée sur le tronc nerveux par un anévrysme cirsoïde de l'artère ophthalmique, fut très heureusement modifiée, par la guérison de l'anévrysme. La papille est redevenue distincte ; ses bords sont nettement délimités, mais son tissu est le siège d'une hyperhémie capillaire très marquée. Il est aussi resté opalin, ce qui est dû, selon toute raison, au développement de tissu conjonctif nouveau. Il en résulte que les vaisseaux sont plus ou moins voilés depuis leur point d'émergence jusqu'au limbe sclérotical. La région péri-papillaire a recouvré une transparence presque complète; il reste pourtant encore quelques traces d'infiltration, accusées par un ton grisâtre. Dans ces mêmes parties, on remarque un nombre considérable de vaisseaux de second ordre qui affectent une forme radiée autour de la papille. Ces vaisseaux très-délicats sont rendus plus apparents par l'état de la choroïde sous-jacente. Il s'est développé sous l'influence de la névro-rétinite une telle abondance de pigment, que le ton de cette membrane est ardoisé et presque noir. Les vaisseaux rétiniens paraissent encore hypérhémiés; les veines battent fortement; l'acuité visuelle s'est relevée à $\frac{1}{2}$

Fig. 6.

Staphylôme postérieur irrégulier, remarquable par sa forme et par son siége. — La plaque d'atrophie est séparée de la papille par une bande étroite de tissu choroïdien qui parait peu altéré. Elle est aussi moins blanche, moins bien limitée et mouchetée de nombreuses taches pigmentaires. Du côté opposé de la papille, la choroïde est aussi malade. Les espaces inter-vasculaires sont fortement accusés. On y découvre aussi quelques stries jaunâtres dues à des vaisseaux dégénérés. — Myopie $\frac{1}{2}$ chez un vieillard de 65 ans.

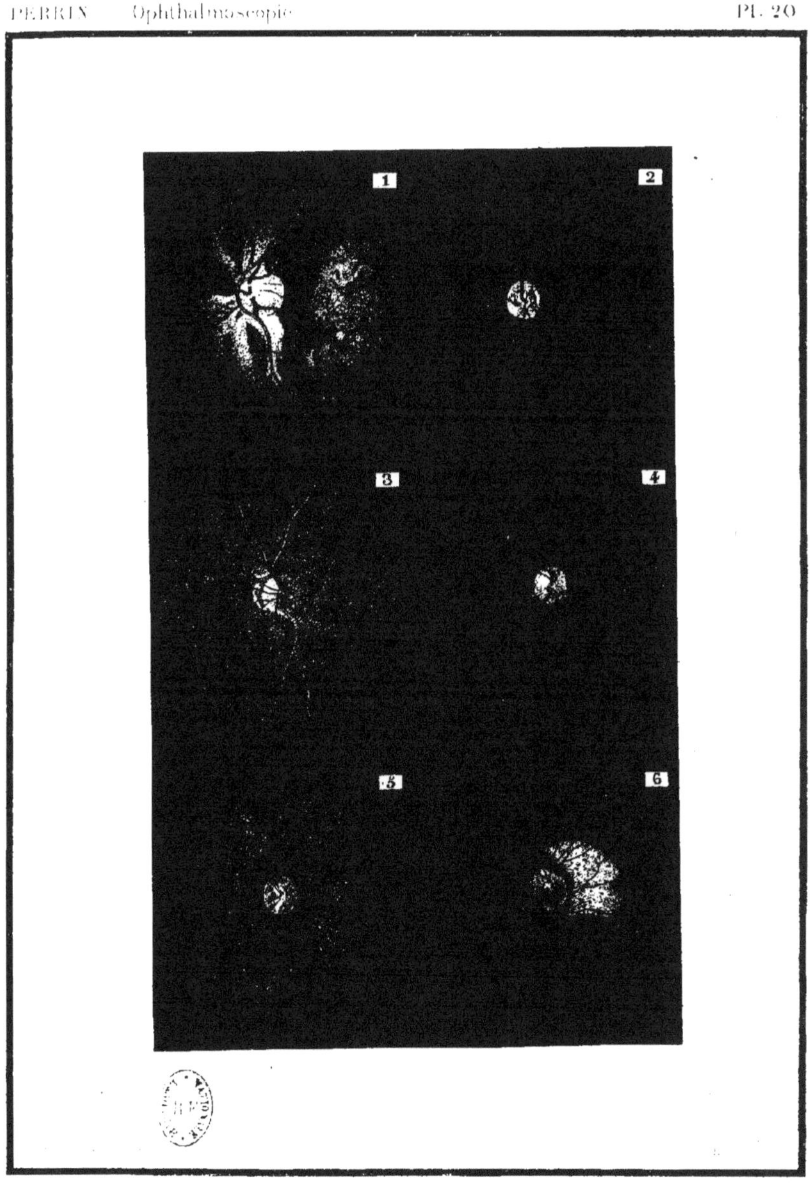

AFFECTIONS DIVERSES DE LA RÉTINE

PLANCHE XXI

Figure 1.

Rétino-choroïdite exsudative circonscrite. — Atrophie de la rétine et de la papille consécutive. La région de la *macula* est envahie par des masses exsudatives jaunâtres et épaisses. Autour d'elle la choroïde est en voie d'atrophie. La diminution de volume des vaisseaux rétiniens indique l'atrophie de la membrane nerveuse. La papille est décolorée, d'une nuance gris bleuâtre, comme on l'observe souvent dans la névrite optique descendante.

Sujet de 27 ans, sans antécédent suspect avoué ou reconnu. — Début du mal remontant à treize mois. Le malade l'attribue à un éclat de capsule ; mais rien, ni dans l'état de l'œil car les milieux et les membranes sont intacts et transparents, ni dans les caractères de l'altération, n'autorise à l'admettre. L'acuité visuelle est inférieure à $\frac{1}{200}$.

Fig. 2.

Œdème de la papille et de la région péri-papillaire de la rétine. — La papille est élargie, jaunâtre, tuméfiée, ce que l'on reconnaît à l'absence de lame criblée et aux inflexions des vaisseaux ; ses bords sont couverts par un voile gris qui se fond graduellement dans le ton général. Celui-ci est moins vif, moins franc qu'à l'état normal. On voit à ce signe et aussi au peu de netteté des contours des vaisseaux que la rétine tout entière est envahie par l'infiltration, mais à un moindre degré que dans la région papillaire. Çà et là quelques suffusions sanguines médiocrement apparentes.

Fig. 3.

Apoplexie de la rétine chez une femme de 69 ans. — La tache jaune est le siége d'une suffusion sanguine qui entoure la *fovea*. Cette suffusion, plus sombre au centre, est striée sur ses bords. L'intensité et le peu d'uniformité de sa couleur, sa forme striée, permettent de la distinguer d'un état physiologique de la tache jaune avec lequel elle offre une certaine analogie (voy pl. VII, fig. 1). On remarque sur la surface de la rétine quelques autres petits foyers hémorrhagiques de même apparence.

Accident brusque précédé de nombreux étourdissements et de tendance au sommeil. La malade perçoit seulement la lumière d'une bougie promenée dans les régions périphériques du champ visuel ; la vision directe est perdue : l'autre œil est sain.

Fig. 4.

Même type que dans la figure 2. — Dessiné 50 jours plus tard. La région papillaire est un peu plus nette. On découvre autour de la papille un disque d'atrophie choroïdienne. Toutefois l'aspect général de l'image, son ton gris rougeâtre, l'aspect des vaisseaux, indiquent qu'il existe encore de l'infiltration dans toute l'étendue.

Fig. 5.

Apoplexie rétinienne. — La région de la *macula* est envahie par un certain nombre de foyers hémorrhagiques dont la couleur foncée, la forme non striée, appartiennent plus spécialement à l'apoplexie des couches externes. Mais ce qui frappe le plus l'attention, c'est l'aspect d'un vaisseau dont le volume est un peu exagéré sur la figure et qui siége au-dessous de la papille (image renversée). A une certaine distance de cette dernière, ce vaisseau change de couleur et dégénère en un cordon blanc très-bien marqué et que l'on peut suivre jusque vers l'*ora serrata*. Au point où le vaisseau s'est rompu se trouve un caillot volumineux et dont le centre est sombre et les bords plus clairs. Le peu d'éclat de l'image tout entière, sa teinte rouge altérée par du gris, montrent que la rétine a perdu de sa transparence.

Sujet de 37 ans, peintre en bâtiments, — a toujours joui d'une bonne santé; pas d'autre antécédent qu'une fluxion hémorrhoïdaire périodique, supprimée depuis quelques temps. Affaiblissement considérable de la vision, survenu progressivement dans l'espace de quelques mois. Les résultats de l'examen ophthalmoscopique conduisent à examiner le cœur. Il est gros : ses battements sont sourds, étendus, mais sans bruits pathologiques; le pouls est irrégulier, le malade a des étouffements, des palpitations fréquentes, en un mot, un appareil de symptômes qui me paraissent devoir être attribués à une hypertrophie passive ou à une dilatation des gros vaisseaux. Quelques mois plus tard j'appris qu'il était mort brusquement d'un accident attribué par le médecin qui lui donnait des soins à la rupture d'un anévrysme.

Fig. 6.

Apoplexie rétinienne. — La rétine est criblée de foyers hémorrhagiques déjà anciens. Certains, par leur forme allongée, paraissent appartenir aux couches internes; d'autres, par leur forme arrondie, aux couches externes. La rétine est altérée profondément, elle est infiltrée, opaline : c'est à peine si l'on reconnaît la papille sous l'aspect d'une surface arrondie, d'un ton un peu plus clair que celui du reste de l'image. En cherchant bien, on rencontre encore quelques rudiments de vaisseaux.

Vieillard jouissant d'une santé irréprochable. La vision est abolie dans cet œil depuis quelques années.

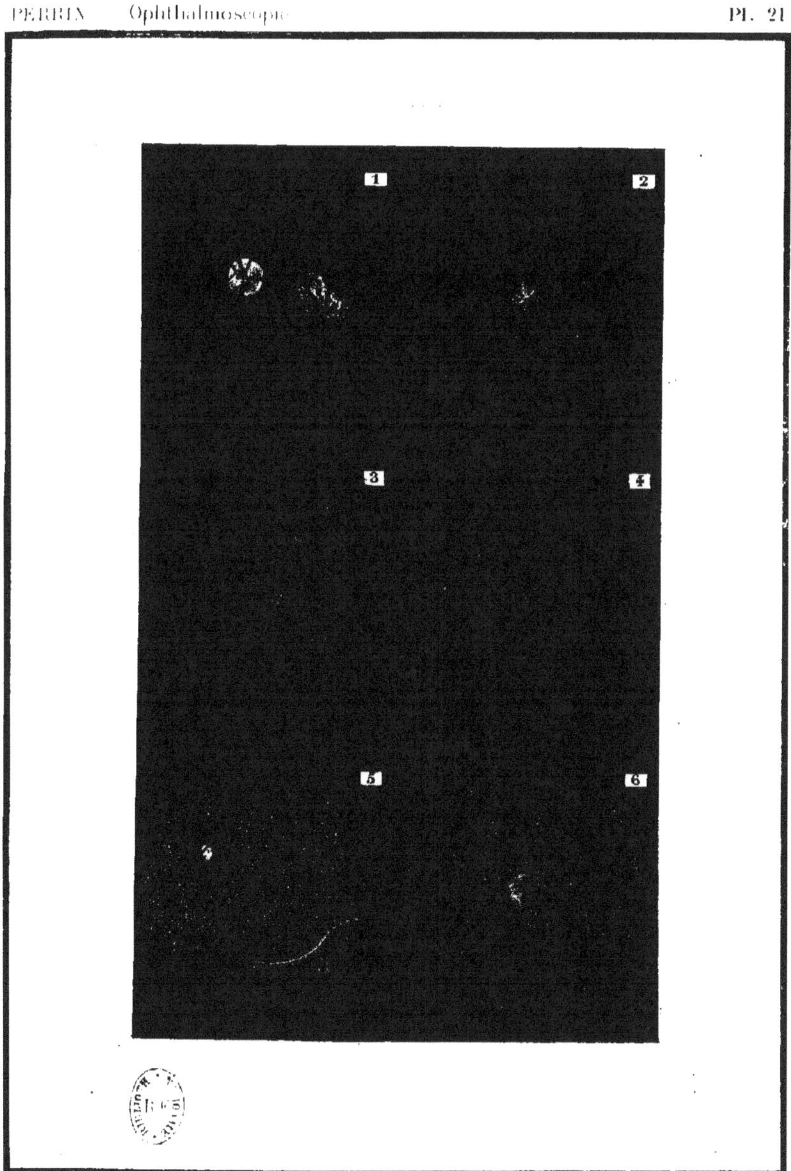

AFFECTIONS DIVERSES DE LA RÉTINE

PLANCHE XXII

Figure 1.

Atrophie papillaire en voie de développement. — Papille d'un gris jaunâtre uniforme. — Atrophie pigmentaire du stroma choroïdien, marquée par le ton clair de l'image, principalement dans la région péri-papillaire. Cette disposition rend plus apparente l'aspect chagriné de la surface, qui est dû aux cellules pigmentaires de la couche épithéliale.

État de la vision : $S = \frac{1}{20}$. Rétrécissement périphérique irrégulier du champ visuel. L'angle temporal est à peu près intact ; l'angle nasal et l'angle jugal sont les plus atteints.

Sujet de 67 ans. — Aucun accident, aucun trouble nerveux. Début remontant à trois mois. Développement insidieux sans autre expression que l'apparition de mouches volantes noires et un état amblyopique progressif.

Fig. 2.

Excavation glaucomateuse prolongée dans le canal vasculaire (image droite). Papille d'une nuance bleue assez foncée ; sa surface est marquée de nombreuses petites stries blanches. Fossette centrale allongée, sombre. Atrophie choroïdienne péri-papillaire. — Foyers hémorrhagiques disséminés dans le champ choroïdien. — Les vaisseaux rétiniens sont hypérhémiés ; ils s'infléchissent au niveau du limbe papillaire pour descendre dans l'excavation qui est peu profonde et sur le fond de laquelle ils restent apparents, mais plus minces et comme effilés. On les voit aboutir au canal vasculaire élargi ; l'un d'eux disparait immédiatement dans ce canal ; un autre se voit en projection tout le long de sa paroi. La déviation parallactique et l'ophthalmoscope binoculaire rendent très-apparente la superposition des divers plans.

La vision distincte est limitée à quelques centimètres ; elle est un peu plus étendue dans le sens transversal. — Dans cette direction $S = \frac{1}{10}$, avec l'aide d'un verre + 16.

Sujet de 69 ans. — Invasion ancienne. Parait avoir eu au début plusieurs accès aigus, avec perte à peu près complète de la vision ; aujourd'hui, l'œil ne parait pas altéré ; la cornée est sensible ; la pupille est nette ; l'iris, contractile, etc.

Fig. 3.

Excavation glaucomateuse type. Papille bleuâtre striée de lignes blanches. — Artères atrophiées. — Veines hypérhémiées, présentant au niveau du limbe scléroticai la disposition en crochets, caractéristique. Au fond de l'excavation se voient des rudiments de vaisseaux tout petits, peu colorés et sans rapport apparent de continuité avec les gros troncs qui paraissent se terminer au bord de la papille. — Affection ancienne ayant présenté la marche du glaucome chronique. — Cécité complète.

Fig. 4.

Même type que le n° 2, dessiné trois mois plus tard dans le but de reproduire les modifications que provoquent les épanchements de sang dans le tissu choroïdien. La choroïde est atrophiée dans une très-grande étendue ; les zones d'atrophie sont indiquées par des taches plus claires, isolées les unes des autres, disposées avec une certaine symétrie au pourtour de la papille ; à leur niveau se voient distinctement des *venæ vorticosæ* de différentes grandeurs. Le nombre des taches de sang a notablement diminué. L'aspect de la papille n'a pas changé, ni l'état de la vision, malgré les transformations survenues du côté de la choroïde et malgré la différence d'aspect si marquée de l'image ophthalmoscopique.

Fig. 5.

Glaucome chronique compliqué de staphylôme postérieur. Papille bleuâtre striée de lignes blanches. Atrophie choroïdienne formant un cercle incomplet au pourtour de la papille. Trois vaisseaux choroïdiens distincts, volumineux, traversent l'ectasie et sont croisés à angle droit par deux vaisseaux rétiniens. C'est par erreur que, sur la figure, l'un d'eux passe au-devant d'un vaisseau de la rétine. Les vaisseaux rétiniens semblent naître pour la plupart au pourtour de la papille; sur la papille même se voit un tronçon qui paraît tout à fait isolé. Un autre traverse le staphylôme, au bord duquel il disparaît brusquement. — Cécité. — Signes classiques du glaucome chronique.

Fig. 6.

Excavation glaucomateuse, avec apoplexie papillaire vérifiée à l'autopsie. — Papille blanche couverte en partie par une extravasation sanguine. Artères rétiniennes atrophiées; veines volumineuses, terminées en crochet au pourtour de la papille large; zone d'atrophie choroïdienne péri-papillaire. Pas d'ectasie. — Cécité. — Signes classiques du glaucome chronique.

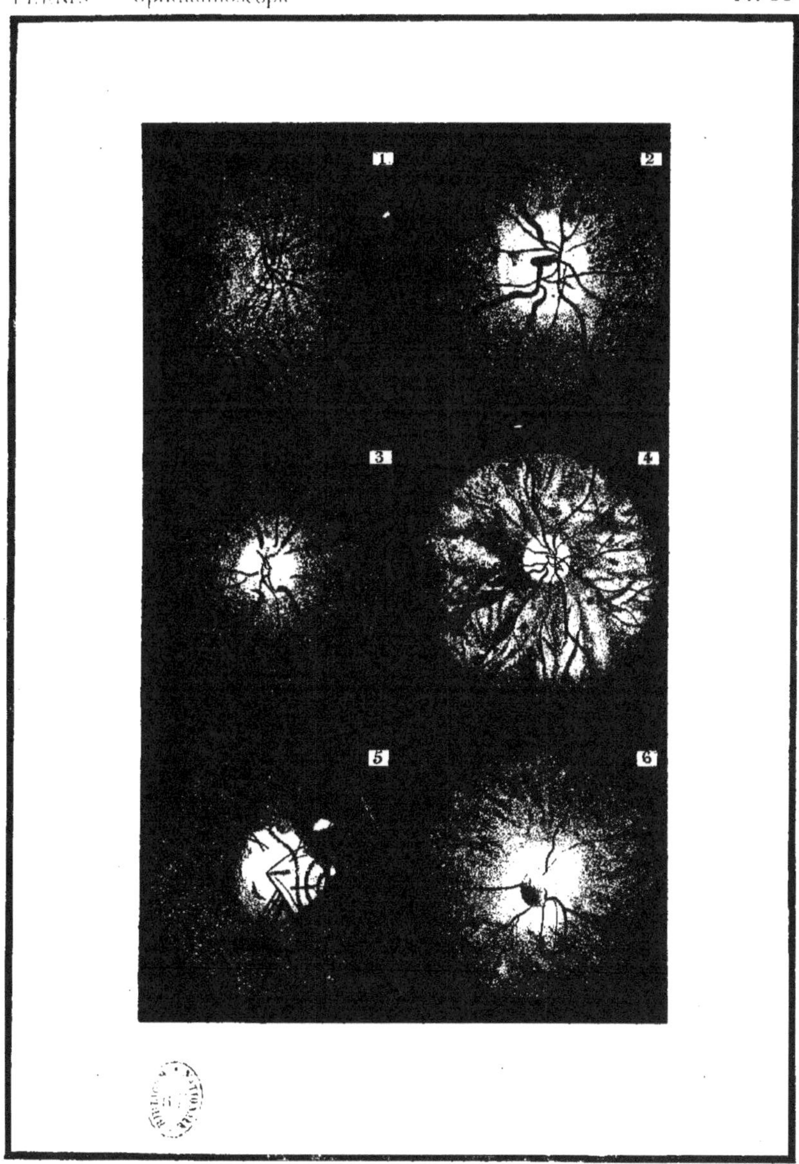

GLAUCOMES

PLANCHE XXIII

Figure 1.

Glaucome chronique. — Excavation complète et peu profonde de la papille. — Déviation des vaisseaux au niveau du limbe sclérotical. La surface papillaire est en partie recouverte par un paquet de varicosités qui sont sans continuité apparente avec les vaisseaux de la rétine.

Femme de 45 ans. — Fait remonter le début des accidents à dix ans. Pas d'autre symptôme que l'affaiblissement graduel de la vision : aujourd'hui la cornée est sensible ; la pupille très-pure, l'iris normal, et l'œil perçoit à peine la lumière d'une lampe de fort calibre. Dureté glaucomateuse du globe.

Fig. 2.

Glaucome chronique en voie de progrès. — Papille grise décolorée. — Déformation des vaisseaux rétiniens. Cinq d'entre eux semblent naître d'un tronc commun situé au-dessous du point d'émergence central. D'autres branches, gonflées de sang sur la rétine, pâlissent, s'effilent sur la papille et s'infléchissent ou se recouchent en crochets au niveau de l'excavation, qui semble remplie de débris peu transparents.

Femme de 45 ans — H manifeste $= \frac{1}{16}$. Diminution considérable et régulière de la vision périphérique. S $= \frac{1}{4}$ avec l'aide d'un verre sphérique $+ \frac{1}{16}$.

Fig. 3.

Névrite optique descendante monoculaire. — Papille large, infiltrée, d'une teinte grise. Ses bords sont mal délimités, sa surface est remarquablement élevée au-dessus du niveau de la rétine; aussi les vaisseaux en ce point décrivent-ils une courbe très-marquée. Ceux-ci sont nombreux, volumineux. Comme leur point d'émergence est caché, ils semblent passer devant la papille sans en émaner. Leurs contours à ce niveau sont légèrement voilés. Les *venæ vorticosæ* sont apparentes.

Vision abolie. Débuts datant de quelques mois, marche progressive sans réaction locale. — Pas de cause bien définie : le sujet a commis d'assez nombreux excès alcooliques.

Fig. 4.

Névro-rétinite (1re phase). Papille élargie, d'une teinte laiteuse uniforme, entourée d'une zone d'infiltration dans laquelle ses bords se perdent complétement. La zone d'infiltration est d'un gris opaque au niveau du limbe sclérotical. L'opacité diminue à mesure que l'on s'éloigne de la papille et que l'on se rapproche des parties saines. Les vaisseaux rétiniens sont très-développés et plus ou moins voilés dans la région pré-papillaire.

S $= \frac{1}{10}$. Rétrécissement périphérique du champ visuel ; l'angle temporal, contrairement à la règle, est réduit à 15° environ.

Sujet de 32 ans. — Début des accidents, deux mois. Chancre non défini deux ans auparavant. Pas d'accidents consécutifs. Céphalalgie persistante depuis le début des accidents. État d'hébétude très-marqué, sans autre trouble appréciable du côté du système nerveux.

Fig. 5 et 6.

Reproduction des types 3 et 4 parvenus à une période plus avancée du mal, qui en représente la seconde phase. L'infiltration papillaire et péri-papillaire a disparu : la papille est en voie d'atrophie régressive ; mais cette forme d'atrophie diffère des autres en ce que la papille reste saillante et sans excavation, ce qu'il faut attribuer à une infiltration persistante de son tissu et à l'intensité du travail hyperplasique. On dirait aussi que la circulation de retour est gênée, car les vaisseaux sont presque aussi développés que durant la première phase.

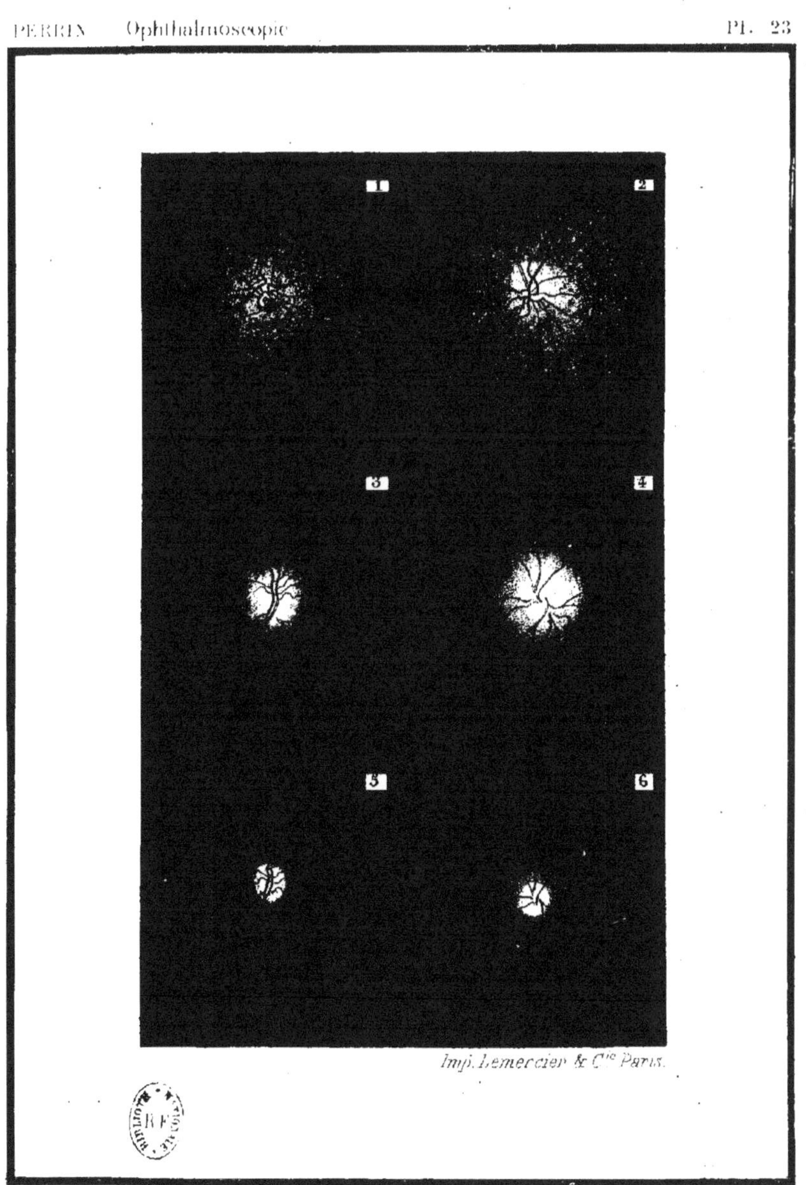

Imp. Lemercier & Cie Paris.

NÉVRITES OPTIQUES . GLAUCOMES

PLANCHE XXIV

Figure 1.

Cysticerque du corps vitré (d'après Liebreich). — L'animal est placé de façon à faire voir la vésicule et le col. La vésicule qui paraît arrondie bleuâtre est assez transparente pour permettre de voir la choroïde sous-jacente ; le col et son attache sont plus opaques et parsemés de points blanchâtres, dus à des concrétions calcaires. Cette partie est la plus résistante et par conséquent celle qui doit être saisie de préférence lorsqu'on tente l'extraction. Sur la tête de l'animal on distingue deux suçoirs et l'ouverture buccale. Les petites taches grises disséminées sur la vésicule et à son pourtour représentent les opacités partielles du corps vitré que l'on a indiquées comme le signe pathognomonique de la présence du cysticerque, et qui sont le résultat des succions opérées par l'animal.

Fig. 2.

Coloboma de la choroïde (d'après Liebreich). — Se traduit par une tache blanche ovale, dont le bord supérieur est dirigé vers le nerf optique et dont la partie inférieure s'étend vers les procès ciliaires. Sur toute l'étendue de la déhiscence, la sclérotique est fortement repoussée en arrière et le bord de l'ectasie est en grande partie couvert par un limbe foncé de tissu choroïdien. Dans le champ de l'ectasie on remarque une ligne courbe bleuâtre qui représente le bord d'une ectasie plus profonde, au niveau de laquelle la plupart des vaisseaux se recourbent ou paraissent brusquement interrompus. La papille est ovale, et son grand diamètre horizontal se distingue par une coloration gris rougeâtre. Les vaisseaux rétiniens présentent aussi, en raison de la double ectasie, une direction caractéristique.

Fig. 3.

Cysticerque sous-rétinien (d'après Liebreich). — L'animal qui se révèle par sa vésicule siége encore sous la rétine, comme le démontre le passage des vaisseaux rétiniens en avant de lui.

Fig. 4.

Pigmentation du nerf optique (d'après Liebreich). — Le fond de l'œil est très-fortement pigmenté ; la papille paraît rougeâtre, et les vaisseaux à leur point d'émergence sont entourés de masses noires épaisses qui couvrent environ le tiers de la surface de la papille. — Œil myope possédant encore une acuité visuelle satisfaisante.

Fig. 5.

Coloboma de la gaine du nerf optique (d'après Liebreich). — La papille est remplacée par une tache claire presque ronde, de la couleur habituelle du nerf optique. De cette surface émergent de nombreux vaisseaux. Leur disposition au niveau du limbe de la papille indique que la surface papillaire n'est pas sur le même plan que le reste du fond de l'œil.

Fig. 6.

Œil sain de vieillard — sujet de 70 ans. Remarquable par l'aspect de la papille. Celle-ci présente une excavation physiologique étroite et profonde, qui est de couleur jaune. La couche des fibres a des reflets bleuâtres semblables à ceux que l'on rencontre fréquemment dans l'atrophie papillaire régressive : le limbe scléroticał est large, un peu déchiqueté ; les vaisseaux décrivent des crochets très-marqués au niveau de l'excavation ; la bifurcation supérieure de la veine présente sur la papille une ampliation ampullaire animée de battements très-marqués. Cette dernière disposition n'a pas été rendue par le dessin. Un certain nombre de vaisseaux paraissent naître au pourtour de la papille. L'examen le plus attentif ne permet de reconnaître aucun signe de glaucome. L'œil armé d'un verre + 12 lit facilement le n° 2 de l'échelle ; la vision périphérique est intacte.

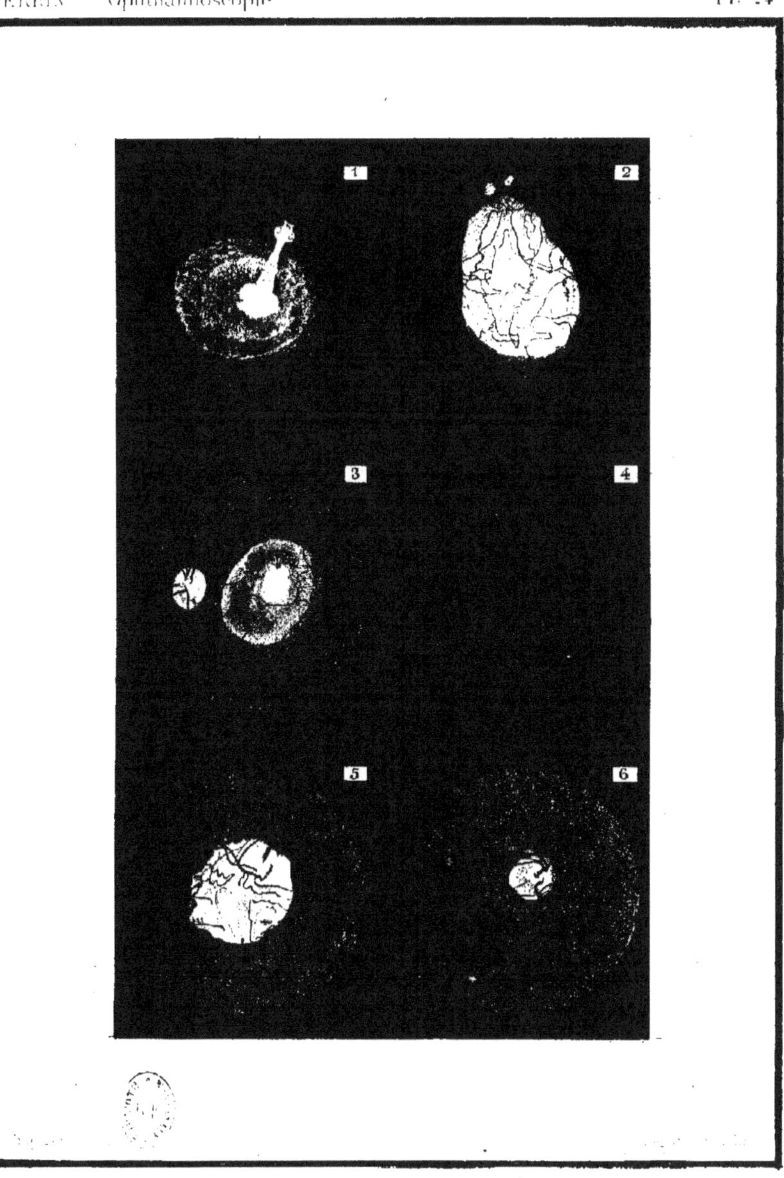

CYSTICERQUES DU CORPS VITRÉ ANOMALIES

ÉCHELLE

TYPOGRAPHIQUE

N° 200

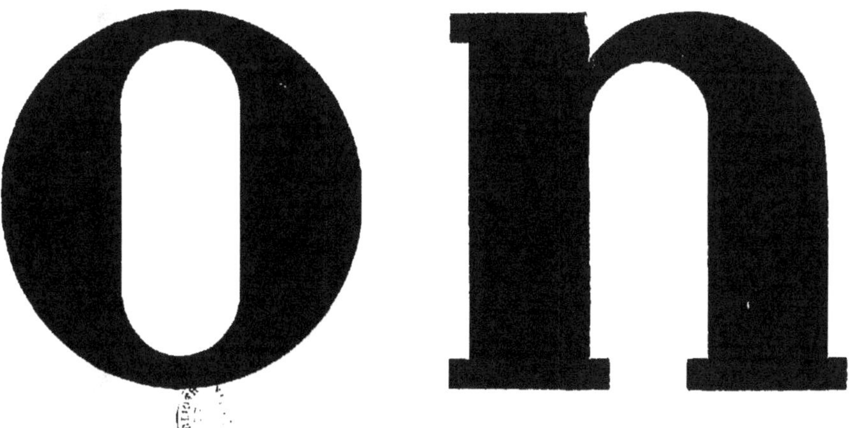

N° 100

eux

t p

♠ ✚ o

N° 75

siora

ovr

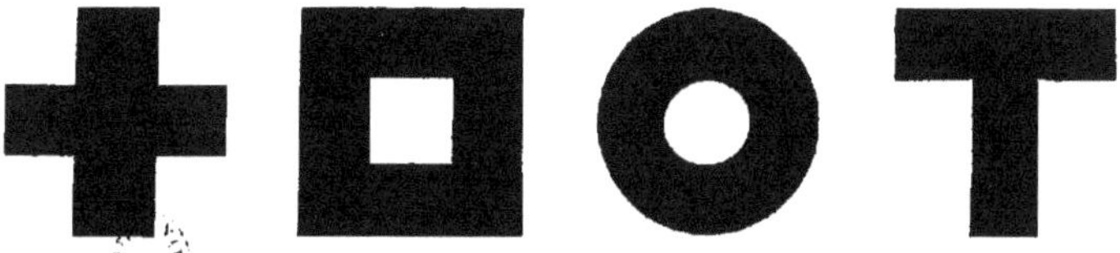

+□OT

N° 50

paixin

ruc

♣ + O H ▲

N° 40

on jase

dstb

+ T △ L □

N° 30

découverte

r e n l i a

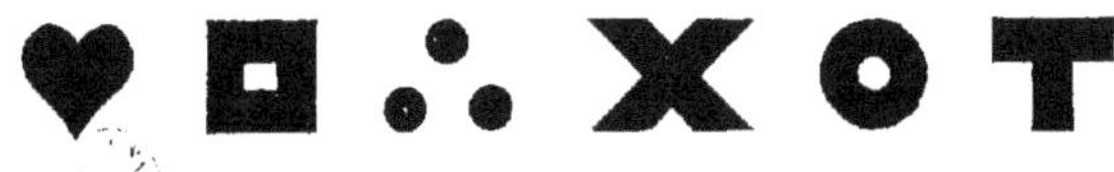

N° 20

on recherche

d a r é d o n

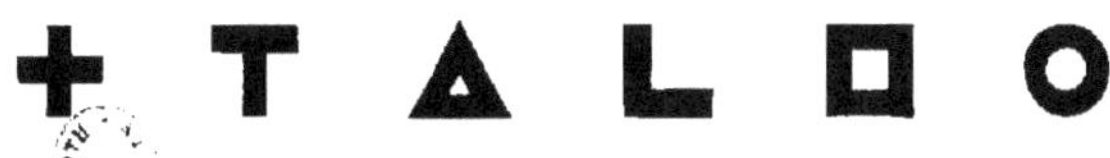

N° 15

discerner le faux

q e x i m o n a t u r e p

H ♠ T : L ■ +

N° 10

L'angle minimum correspond à très-peu près à la dimension de l'élément nerveux sensible.

c h a p o g u f

S I ◇ + △ T O ˥

VICTOR MASSON ET FILS IMPR. MARTINET

N° 7 ½

L'image du plus petit objet vu distinctement par un œil normal à l'unité de distance est égale à un arc rétinien de soixante secondes.

N° 5

L'intensité de l'éclairage ne paraît pas exercer une grande influence sur la détermination de l'acuité visuelle.

N° 4

On désigne sous le nom d'angle visuel l'angle formé par deux droites menées des deux extrémités de l'objet visé au centre de mouvement de l'œil.

N° 3

L'unité des échelles typographiques a été obtenue par la mesure de l'objet le plus petit que l'œil puisse distinguer à l'unité de distance.

N° 2

La finesse de la vue s'évalue par le degré de ténuité des objets vus à une même distance.

N° 1

[illegible]

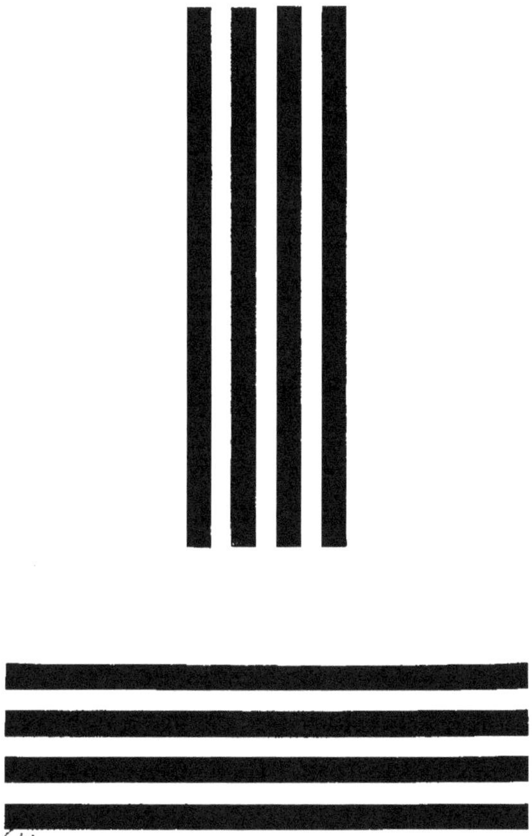

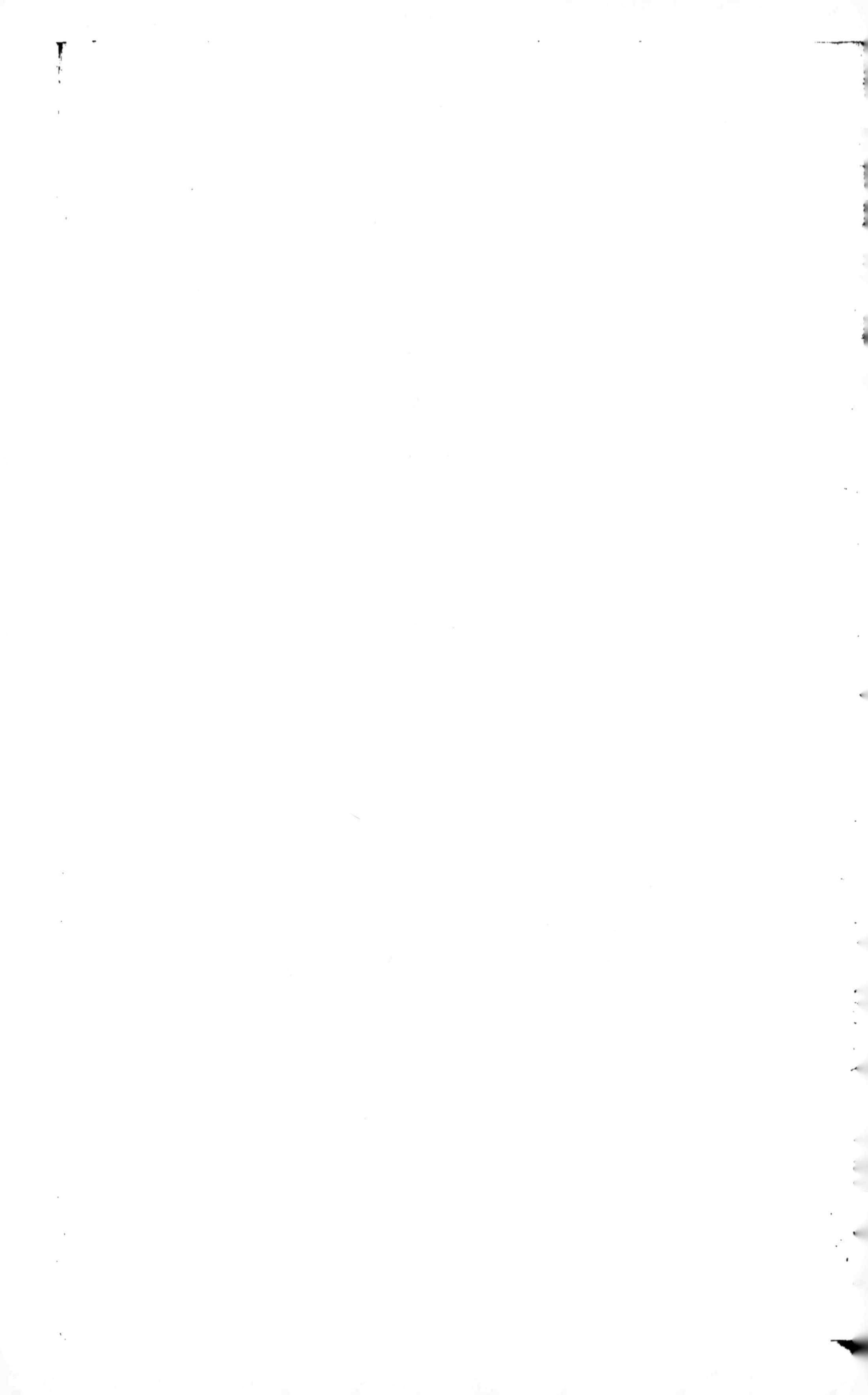

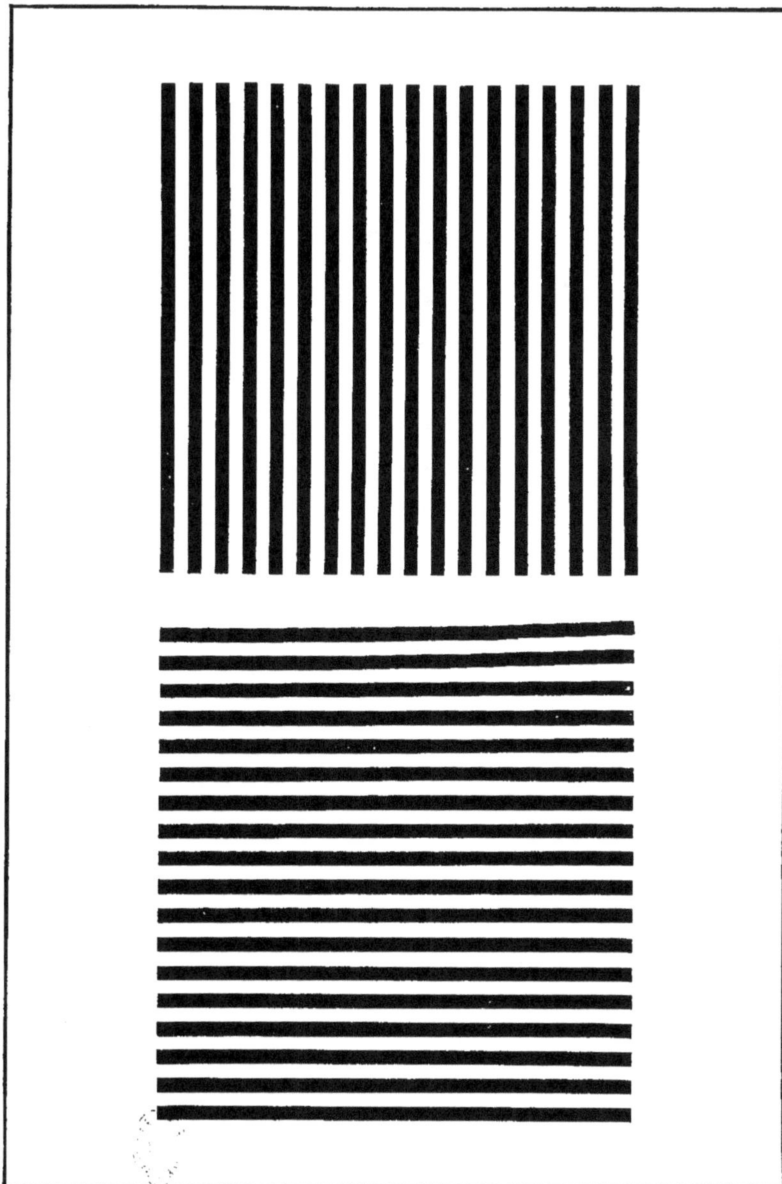

VICTOR MASSON ET FILS IMPR. MARTINET

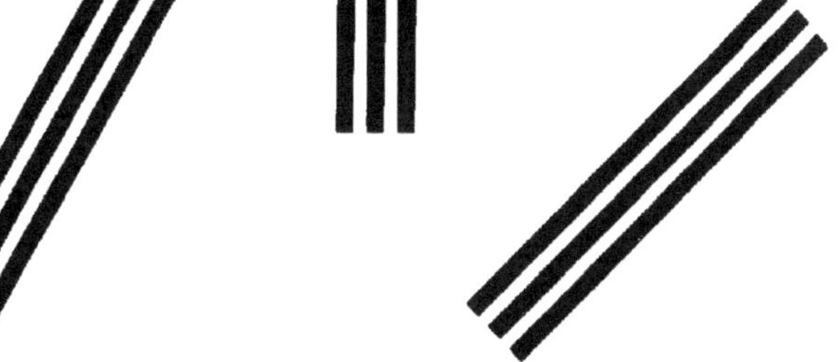
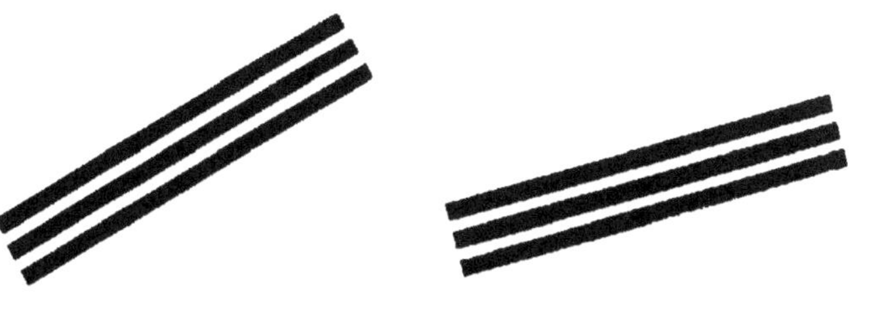

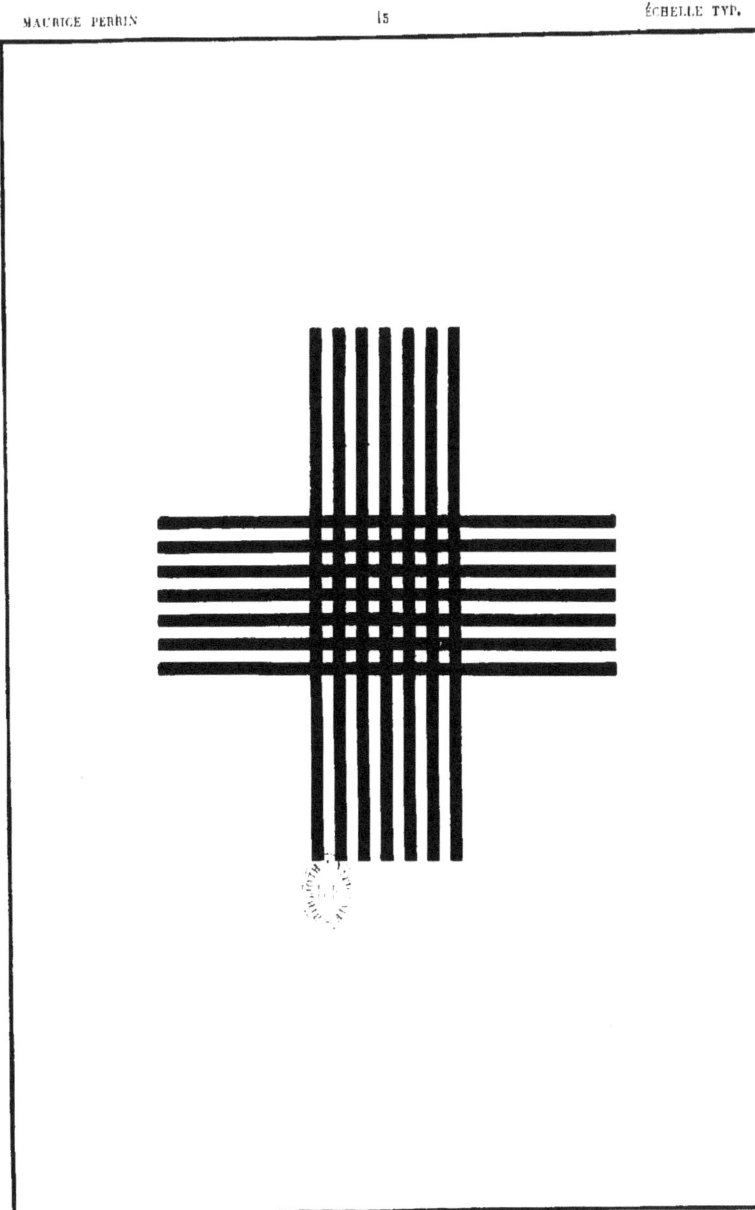

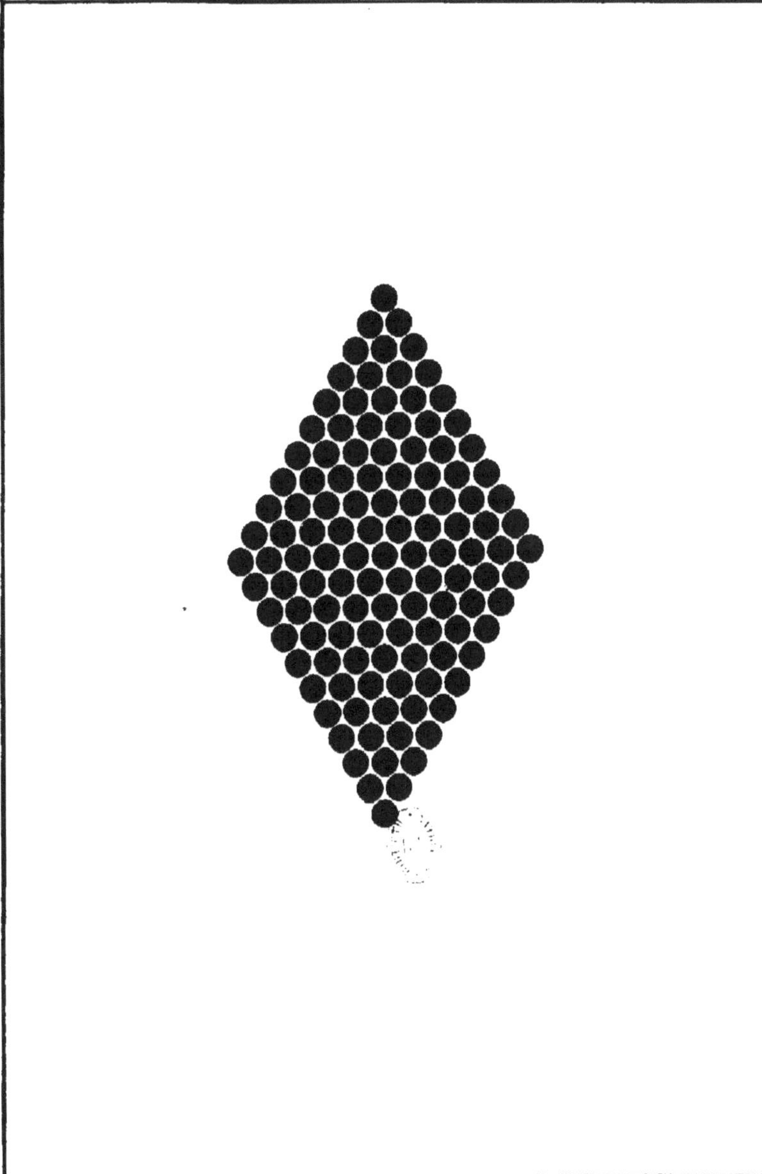

VICTOR MASSON ET FILS IMPR. MARTINET

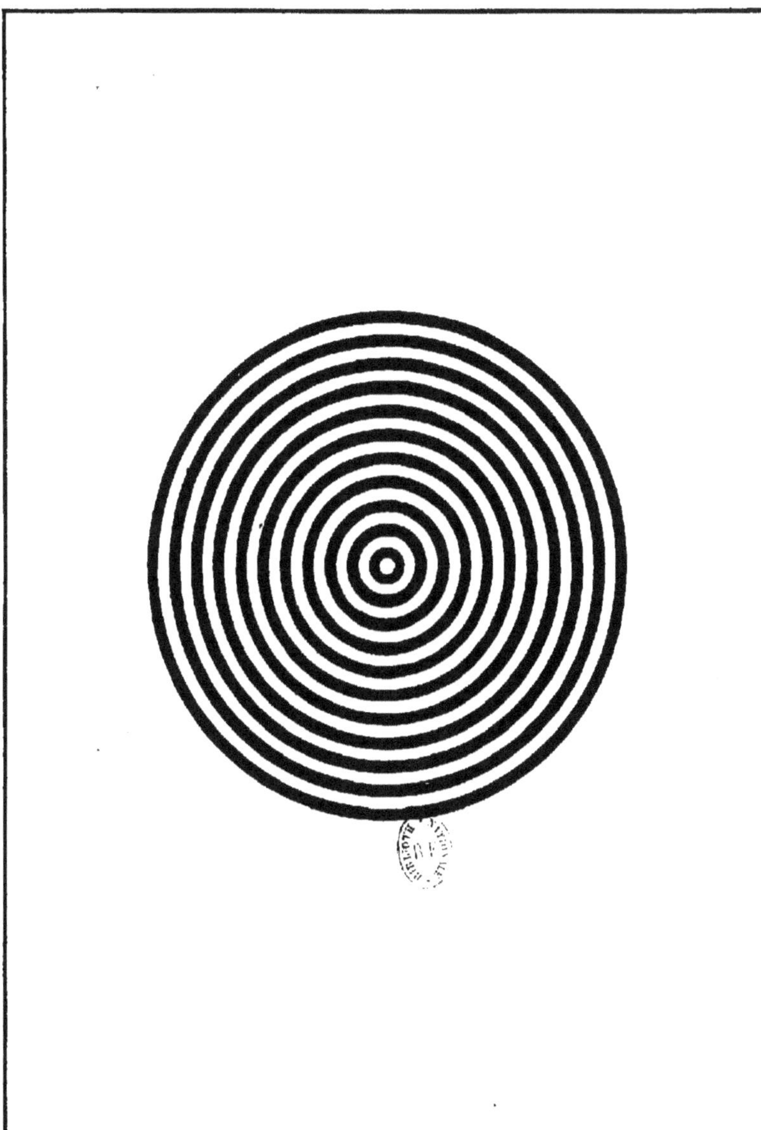

VICTOR MASSON ET FILS IMPR. MARTINET

www.ingramcontent.com/pod-product-compliance
Lightning Source LLC
LaVergne TN
LVHW020024170826
845678LV00001B/111

* 9 7 8 2 3 2 9 7 7 4 6 6 4 *